Lothar URSINUS



# Was dein Blut dir sagt

## LABORWERTE leicht verständlich

Schirner Verlag

Die Ratschläge in diesem Buch sind sorgfältig erwogen und geprüft. Sie bieten jedoch keinen Ersatz für kompetenten medizinischen Rat, sondern dienen der Begleitung und der Anregung der Selbstheilungskräfte. Alle Angaben in diesem Buch erfolgen daher ohne Gewährleistung oder Garantie seitens des Autors oder des Verlages. Eine Haftung des Autors bzw. des Verlages und seiner Beauftragten für Personen-, Sach- und Vermögensschäden ist ausgeschlossen.

Dieses Buch enthält Verweise zu Webseiten, auf deren Inhalte der Verlag keinen Einfluss hat. Für diese Inhalte wird seitens des Verlags keine Gewähr übernommen. Für die Inhalte der verlinkten Seiten ist stets der jeweilige Anbieter oder Betreiber der Seiten verantwortlich.

Wir verzichten auf das Einschweißen unserer Bücher – **UNSERER UMWELT ZULIEBE!**

**ISBN Printausgabe 978-3-8434-1556-9**
**ISBN E-Book 978-3-8434-6538-0**

Lothar Ursinus:
Was dein Blut dir sagt –
Laborwerte leicht verständlich

Birkenweg 14a, 64295 Darmstadt
E-Mail: gpsr@schirner.com

Umschlag: Hülya Sözer & Anna Twele, Schirner, unter Verwendung von # 2060703272 (© Anusorn Nakdee), www.shutterstock.com
Satz: Anna Twele, Schirner
Lektorat: Ina Keller & Bastian Rittinghaus, Schirner
Druckproduktion:
Ren Medien GmbH, Filderstadt
Printed in Czech Republic

**www.schirner.com**

2. Auflage Oktober 2025

# Inhalt

# Labor ganzheitlich

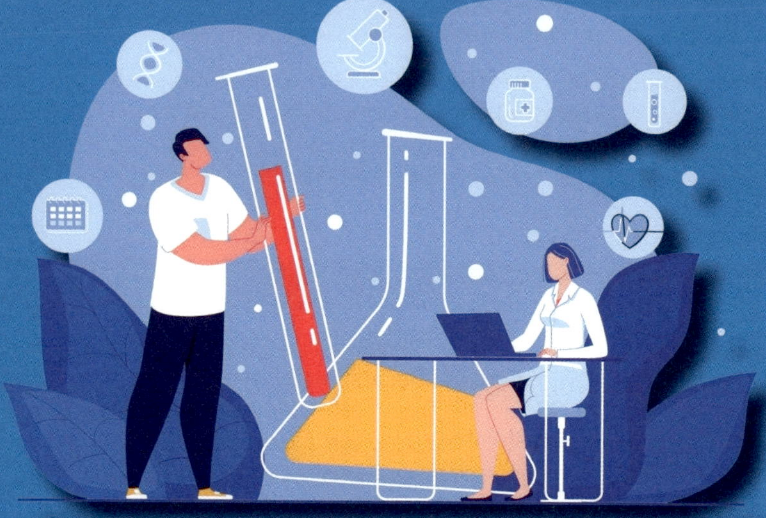

In einer Welt, die vom wissenschaftlichen Fortschritt und einer Fülle an Gesundheitsinformationen geprägt ist, kann es herausfordernd sein, medizinische Daten – insbesondere Laborwerte – zu verstehen und deren Bedeutung für das eigene Wohlbefinden zu erkennen. Dieses Buch ist ein unverzichtbarer Leitfaden für Sie, wenn Sie tiefer in die Welt der Blutanalyse eintauchen und lernen möchten, wie die Informationen interpretiert und für die eigene Gesundheit genutzt werden können. Es bietet Ihnen eine detaillierte, leicht verständliche Einführung in die Bedeutung von Laborparametern, erläutert, was normale, erhöhte oder erniedrigte Werte aussagen und welche möglichen Ursachen dahinterstecken können.

### Befund und Befinden – ein essenzieller Unterschied

Die klassische klinische Labordiagnostik reduziert sich auf die Frage, ob Sie gesund oder krank sind. Im Rahmen der Notfallmedizin genügt diese Einteilung, im Praxisalltag allerdings nicht. Wenn die Schlussfolgerung lautet »Alle Laborwerte sind unauffällig«, Sie aber unter Schmerzen, Unwohlsein oder Beschwerden leiden, reicht das Konzept der klinischen Betrachtungsweise nicht aus.

### Ampeldiagnostik

Um die Geheimnisse, die im Blut verborgen sind und Auskunft über das Befinden geben, zu lüften, werden die Blutwerte in der Methode »Labor ganzheitlich« nach klinischen (wie es die Schulmedizin handhabt), naturheilkundlichen und ganzheitlichen Gesichtspunkten interpretiert. Damit Sie die Laborergebnisse besser verstehen können, setzt sie auf eine spezielle grafische Darstellung in Form einer Ampel. Sie unterscheidet sich – durch ebendiese Verbildlichung, nicht durch die Messergebnisse – vom gedanklichen Ansatz der grafischen Darstellungen aller anderen Labore.

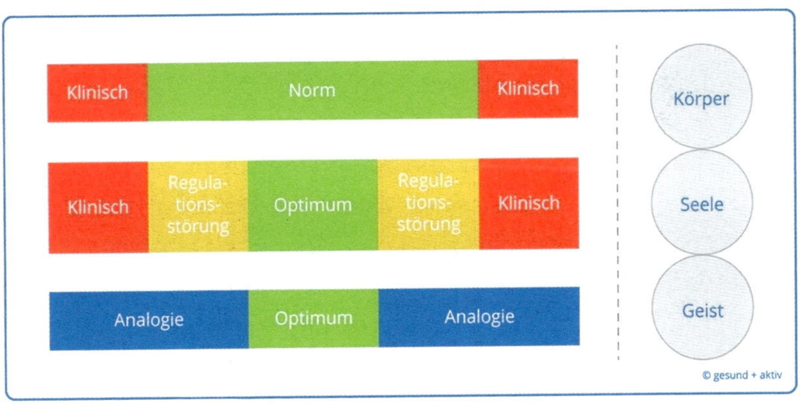

Damit Sie Störungen im Stoffwechsel oder Belastungen von Organen frühzeitig erkennen können, ist der Normbereich bei »Labor ganzheitlich« in drei Abschnitte unterteilt. Der grüne Balken markiert unbedenkliche Werte (Optimum), geht an den Rändern jedoch kontinuierlich in einen gelben Warnbereich (Regulationsstörung) über und schließlich in einen roten Alarmbereich (klinische Störung). Das klassische Schwarz-Weiß-Schema, das nur ein Innerhalb oder Außerhalb des Normbereichs kennt, wird dadurch um wertvolle Nuancen der Betrachtung bereichert. So lassen sich bereits frühzeitig Tendenzen einer Stoffwechselentgleisung oder Schwächen einzelner Organe erkennen.

Sie können die Drittelung des Normbereichs auch grob selbst vornehmen. Prüfen Sie einfach, ob sich der bei Ihnen gemessene Laborwert näher am unteren Mindestwert oder am oberen Maximalwert befindet als an der Mitte. Ist dem so, besteht ein Hinweis auf eine regulative Störung im Organismus. Anders gesagt: Sie sind zwar nicht krank, aber auch nicht ganz gesund.

Der entscheidende Unterschied der Methode »Labor ganzheitlich« zur klassischen Laboranalyse liegt jedoch in der einzigartigen Perspektive bei der Interpretation der Werte. Jedem Parameter wird eine analoge Entsprechung zugeordnet. Diese innovative Herangehensweise erleichtert es Ihnen, komplexe medizinische Informationen zu verstehen und zu verinnerlichen. Sie stellt eine Verbindung zwischen abstrakten Werten und deren konkreter Bedeutung für Ihre Gesundheit und das alltägliche Leben her. Damit ist dieses Buch mehr als nur ein Ratgeber: Es ist ein Wegweiser für alle, die aktiv an ihrer Gesundheitsvorsorge mitarbeiten möchten. Durch den ganzheitlichen Ansatz werden Sie nicht nur Ihre Laborergebnisse besser verstehen, Sie können auch Ihren Körper und Ihre Gesundheit aus einem breiteren Blickwinkel betrachten.

**Beispiel: Vitamin B12 – Erneuerungsprozess auf allen Ebenen**
Vitamin B12 ist für die Zellerneuerung im Körper erforderlich. Sollten Sie einen Mangel haben, entstehen weniger frische Zellen. Die Folge sind überalterte Körperzellen. Sie könnten sich vitaler fühlen und frischer aussehen, wenn genug Vitamin B12 vorhanden wäre. Die mangelnde Erneuerung auf der körperlichen Ebene spiegelt sich auf der seelisch-geistigen Ebene wider. Das kann sich dadurch ausdrücken, dass es Ihnen schwerfällt, Ideen in die Tat umzusetzen. Wird das Vitamin-B12-Depot wieder aufgefüllt, verbessert sich auf körperlicher Ebene Ihre Zellteilung, und parallel dazu fällt es Ihnen auf seelisch-geistiger Ebene wieder leichter, Ihre Vorsätze zu verwirklichen und Ihre Ziele zu erreichen. Sie kommen aus dem »Man müsste mal« ins Handeln.

Bleibt noch die Frage offen, woher der Vitaminmangel kommt. Der erste Ansatzpunkt ist eine mögliche verminderte Zufuhr. Schauen wir uns den Stoffwechsel im Laborbefund etwas genauer an, wird aber schnell deutlich, dass die Ursache fast immer im Darm zu finden ist. Das Darmmilieu, das leicht sauer sein sollte, ist bei vielen Menschen zu alkalisch. Das hat zur Folge, dass die Enzyme ihre Aufgaben im Stoffwechsel nicht voll erfüllen können. Die Ursache des alkalischen Darms liegt häufig in der mangelnden Aktivität des Magens (Magensäuremangel), der Bauchspeicheldrüse oder des Leber-Galle-Systems. Diese Organe werden nicht ausreichend mobilisiert, wenn zu wenig gekaut wird oder in der Nahrung ein Anteil an Bitterstoffen fehlt.

Durch die ganzheitliche Interpretation der Laborwerte erkennen Sie, dass der Ansatz in der Therapie über die Ernährung und Ernährungsweise gesteuert werden kann.

Die analoge psychische Interpretation ist nur eine Seite des ganzheitlichen Laborverständnisses. Bedeutsam ist auch die systemische Betrachtung der Organfunktionen und ihrer Beziehung untereinander. So kann eine Störung der Schilddrüse durch einen Eisen-, Jod- oder Progesteronmangel, einen Kupferüberschuss, durch Stau im Gallenfluss oder einen durchlässigen Darm (Leaky Gut) ausgelöst werden. Mit einer umfangreichen Vital- und Stoffwechselanalyse lässt sich sicher herausfinden, was der Auslöser der Schilddrüsenstörung ist.

Solche Zusammenhänge zu erkennen, ermöglicht einen erweiterten therapeutischen Ansatz. Die ganzheitliche Sichtweise macht Medizin zu einem individuellen Betrachten und Erfassen Ihrer Gesundheit. Es ist wichtig, klarzustellen, dass die feinstoffliche Analogie nicht auf wissenschaftlichen Beweisen basiert und in der schulmedizinischen Praxis keine Rolle spielt. Dennoch können solche Analogien als Denkanstoß dienen und zu einem umfassenderen Verständnis des eigenen Körpers beitragen.

Der Körper ist ein fantastisch funktionierendes System, in dem alles mit allem verbunden ist und erst gemeinsam betrachtet eine Einheit ergibt. Wie Aristoteles (384–322 v. Chr.) bereits formulierte: »Das Ganze ist mehr als die Summe seiner Teile.«

## Interpretation der Laborwerte

In der folgenden Interpretation der Blutwerte gehe ich auf die möglichen physiologischen Ursachen einer Werteverschiebung ein und bei einigen Werten auf die analoge sinnhafte Entsprechung. Die Basis dafür bilden eine intensive medizinische Aus- und Weiterbildung, die Erkenntnisse der anthroposophischen Medizin, die Arbeiten der Stoffwechselexperten Prof. Dr. Jürgen Schole und Wolfgang Lutz, das von Prof. Alfred Pischinger beschriebene »System der Grundregulation«, das von Prof. Dr. Max Lüscher entwickelte »kategoriale Ordnungssystem« mit der Einordnung der physiologischen Prozesse des Körpers durch Dr. Bodo Köhler und zu guter Letzt meine fast 40-jährige Praxistätigkeit mit zahlreichen Patientinnen und Patienten, die ich auf dem Weg zu mehr Gesundheit begleiten durfte.

### Referenzbereiche

Alle gemessenen Laborwerte werden anhand von Referenzwerten interpretiert, die fast immer geschlechtsspezifisch und altersabhängig sind. Bei den Hormonen kommt außerdem die Abhängigkeit vom weiblichen Zyklus hinzu. Eine weitere Komponente ist das Messverfahren, mit dem die Werte ermittelt wurden, sowie die Kalibrierung der genutzten Geräte. Das führt dazu, dass jedes Labor nach bestem Wissen und Gewissen seine eigenen Referenzbereiche ermittelt. Diese können somit von Labor zu Labor unterschiedlich sein. Die in diesem Buch dargestellten Laborbeispiele und Referenzwerte sind Befunde aus der »Laborgemeinschaft für ganzheitliche Medizin« in Hamburg. Die angegebenen Referenzbereiche können von Ihrem persönlichen Befund aufgrund Ihres Alters und Geschlechts oder des Messverfahrens Ihres Labors abweichen.

Möchten Sie Ihre Werte anhand dieses Buches interpretieren, verwenden Sie bitte die von Ihrem Labor vorgegebenen Referenzbereiche. Klinisch relevante Werte befinden sich dabei außerhalb des Referenzbereiches, funktionelle Störungen (nicht bedrohlich krank, aber auch nicht mehr optimal gesund) erkennen Sie daran, dass sich der gemessene Wert im unteren oder oberen Referenzbereich befindet.

| Blutwert | Gemessener Wert | Referenzbereich | Interpretation nach Labor ganzheitlich |
|---|---|---|---|
| HbA1c | E ▼ 4.0 % | 4.1-6.1 | Laborwert außerhalb der Norm – klinisch relevanten Befund |
| HbA1c | E ▲ 6.5 % | 4.1-6.1 | |
| HbA1c | E 4.6 % | 4.1-6.1 | Laborwert ist innerhalb der Norm, aber nahe dem unteren oder oberen Referenzwert – Hinweis auf eine Regulations- oder Funktionsstörung |
| HbA1c | E 5.8 % | 4.1-6.1 | |
| HbA1c | E 5.2 % | 4.1-6.1 | Laborwert ist mittig in der Norm – optimaler Befund |

## Wichtiger Hinweis

Dieses Buch ist nicht zur Eigendiagnose gedacht. Es soll Ihnen helfen, Ihre Laborwerte besser zu verstehen und Ihren Arzt oder Heilpraktiker auf mögliche Zusammenhänge hinzuweisen. Es ersetzt nicht dessen medizinische Kompetenz.

**Hinweis: Eine Übersicht aller Laborwerte finden Sie auf S. 240.**

# Das große Blutbild

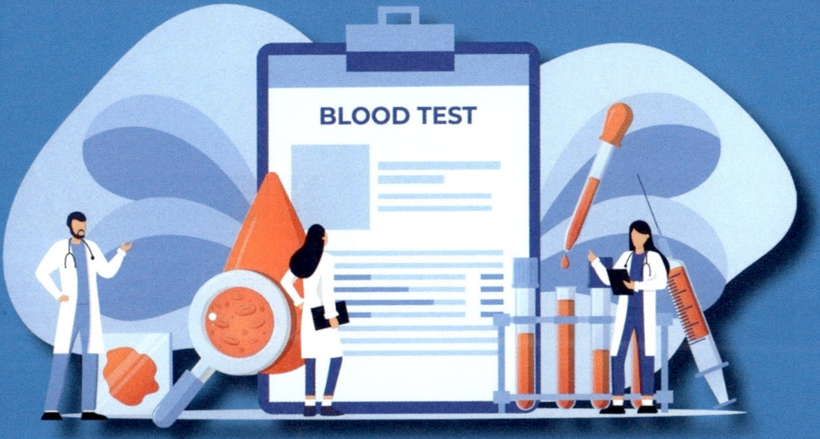


Ihr Blut besteht etwa zur Hälfte aus einer gelblichen Flüssigkeit, dem Blutplasma, und zur anderen Hälfte aus Zellen, den sogenannten Blutkörperchen. Diese unterteilen sich in:

- rote Blutkörperchen (Erythrozyten)
- weiße Blutkörperchen (Leukozyten)
- Blutplättchen (Thrombozyten)

Die Darstellung des Blutbildes gehört zu fast jeder Laboruntersuchung dazu. Im kleinen Blutbild werden die Anzahl der Erythrozyten, Leukozyten und Thrombozyten sowie der Hämatokrit, ihr Anteil am Gesamtvolumen, die Größe der Erythrozyten (MCV) und deren Eisengehalt (MCH) dargestellt. Das große Blutbild beinhaltet zusätzlich noch die Aufschlüsselung der Leukozyten in ihre einzelnen Bestandteile.

## Erythrozyten – die roten Blutkörperchen

**Männer 4,5 – 5,9 Millionen/µl | Frauen 3,8 – 5,2 Millionen/µl**

Erythrozyten, auch bekannt als »rote Blutkörperchen«, werden im Knochenmark gebildet und in der Milz sowie durch die Aktivität in den Gefäßen wieder abgebaut. Die Lebensdauer beträgt etwa 120 Tage. Bei einem gesunden Menschen findet ein ununterbrochener Auf- und Abbau statt. Für die Herstellung der roten Blutkörperchen werden vor allem Eisen, Vitamin B12 und Folsäure benötigt. Ist einer dieser Stoffe nicht in ausreichender Menge vorhanden, können nicht genügend Erythrozyten gebildet werden.

Die Hauptaufgabe der Erythrozyten ist der Transport des Sauerstoffs von der Lunge zu den verschiedenen Geweben und Organen, wo er für den Stoffwechsel und die Energiegewinnung benötigt wird.

### Erhöhte Erythrozytenwerte

Eine Erhöhung der Erythrozytenzahl verursacht kaum Symptome. Sie ist häufig eine Begleiterscheinung von Erkrankungen oder ein Hinweis auf Sauerstoffmangel. Werden im Blutbild vermehrt rote Blutkörperchen festgestellt, ist das Blut dickflüssiger, und es besteht die Gefahr von Blutgerinnseln (Thrombose oder Embolien). Das kann folgende Ursachen haben:

- Blutkrankheiten mit einer anormalen Vermehrung der Blutkörperchen (Polyglobulie oder Polycythämia vera)
- Sauerstoffmangel durch längeren Aufenthalt im Hochgebirge oder chronische Lungenkrankheiten
- Tabakrauch (das darin enthaltene Kohlenmonoxid bindet sich an das Hämoglobin, das dann keinen Sauerstoff mehr aufnehmen kann)

- schwere Herzschwäche (es kommt zu einem chronischen Sauerstoffmangel im Gewebe, der Körper reagiert mit der vermehrten Produktion von Erythrozyten)
- Nierenerkrankungen
- Tumore (häufig ein Zeichen bei Nieren- oder Leberzellkarzinom)
- Stoffwechselkrankheiten, z. B. Cushing-Syndrom (chronisch erhöhtes Cortisol)
- Hormontherapien mit Testosteron, Erythropoetin (Doping) oder Cortisonpräparaten

### Erniedrigte Erythrozytenwerte

Das Fehlen ausreichender Erythrozyten und somit ein verringerter Sauerstofftransport kann zu Konzentrationsstörungen, Schwindel, Leistungsschwäche, Müdigkeit, Kurzatmigkeit oder Herzrasen führen. Ursachen dafür sind:

- Blutverlust (häufig bei chronisch starker Menstruation)
- Krankheiten des Knochenmarks (Leukämie, Tumore)
- Vitaminmangel (Vitamin B12, Folsäure, Vitamin C)
- Eisen- oder Kupfermangel
- chronische Infekte oder Entzündungen
- Tumorleiden
- Lebererkrankungen
- Bleivergiftung
- chronische Nierenerkrankungen mit Einschränkung der Organfunktion
- Hormonstörungen der Schilddrüse, Hypophyse oder Nebenniere
- Medikamente, z. B. Schmerzmittel

### Analoge Entsprechung

Die Farbe Rot, und somit auch die Erythrozyten, steht für Ihre Dynamik, Durchsetzungskraft und das Vertrauen in Ihre Fähigkeiten, in den »Robinson Crusoe« in Ihnen.

Erhöhte Werte deuten darauf hin, dass Sie versuchen, durch ständige Aktivität und Anstrengung immer mehr zu erreichen, möglicherweise auf Kosten Ihrer inneren Ruhe.

Niedrige Werte hingegen zeigen, dass Sie erschöpft sind, nicht nur körperlich, sondern auch emotional und geistig. Es fehlt Ihnen an vitaler Energie, weil Sie nicht das tun, was Sie wirklich nährt und erfüllt. Der Befund ist eine Einladung, innezuhalten und zu reflektieren: Was benötige ich wirklich, um mich lebendig und gesund zu fühlen?

## Hämoglobin – der rote Blutfarbstoff

**Männer 13 – 18 g/dl | Frauen 12 – 16 g/dl**

Das Hämoglobin, der rote Blutfarbstoff, ist der wichtigste Bestandteil der Erythrozyten. Er besteht aus Eiweißketten und Eisen. Seine Hauptaufgabe ist die Bindung und der Transport des Sauerstoffs. Dieser wird in der Lunge aufgenommen und durch die Blutgefäße befördert. Die Körperzellen gewinnen in Verbindung mit den Nährstoffen daraus Energie. Auf dem Rückweg sorgt das Hämoglobin für den Abtransport des Kohlendioxids, das dann durch die Lunge ausgeatmet wird.

### Erhöhte Hämoglobinwerte (Polyzythämie)

Erhöhungen des Hämoglobinspiegels entsprechen meist einer parallel erhöhten Zahl an roten Blutkörperchen. Auslöser sind beispielsweise:

- längere Aufenthalte im Hochgebirge oder eine Lungenerkrankung (der Körper versucht, den Sauerstoffmangel durch vermehrte Bildung von Erythrozyten auszugleichen)
- verstärkte Blutbildung im Knochenmark bei gutartigen oder bösartigen Tumoren (Krankheitsbild der Polycythaemia vera oder Polyglobulie)
- Medikamente, z. B. EPO (Erythropoetin, das auch von den Nieren gebildet wird), das beim Doping im Leistungssport Anwendung findet

### Erniedrigte Hämoglobinwerte

Eine erniedrigte Konzentration von Hämoglobin im Blut hat dieselben Ursachen wie eine verminderte Erythrozytenzahl:

- Eisenmangel (häufig bei Frauen mit einer zu starken Menstruation)
- Vitamin-B12- oder Folsäuremangel (aufgrund einer unausgewogenen Ernährungsweise oder eines zu alkalischen Darmmilieus)
- verstärkter Zellzerfall (Hämolyse – kann bei der Blutentnahme entstehen, wenn der Arm zu lange gestaut wird, außerdem durch Infektionen, Tumore oder Störungen im Immunsystem)

### Analoge Entsprechung

Hämoglobin als Träger des Sauerstoffs spiegelt auf seelisch-geistiger Ebene Ihre Fähigkeit wider, Lebenskraft zu empfangen und zu verteilen. Es symbolisiert, wie gut Sie atmen – nicht nur im physischen, sondern auch im übertragenen Sinne: Wie gut nehmen Sie Erfahrungen auf, verarbeiten sie und lassen sie wieder los?

Erhöhte Werte weisen darauf hin, dass Sie versuchen, mehr zu leisten, als eigentlich gut für Sie ist. Sie setzen sich unter Druck, wollen immer verfügbar sein, oder Sie nehmen sich keine Zeit, Ihre Erfahrungen wirklich zu verarbeiten. Dies führt auf Dauer zu einer Überlastung Ihrer seelischen und körperlichen Ressourcen.

Erniedrigte Werte zeigen an, dass Sie sich ausgebrannt fühlen, dass Ihnen »die Luft ausgeht«. In Ihnen entsteht der Eindruck, dass Sie nicht genug Energie haben, um Ihre täglichen Herausforderungen zu meistern, oder, dass das Leben an Ihnen vorbeizieht, ohne dass Sie wirklich daran teilhaben. Die Zeit ist gekommen, innezuhalten und sich zu fragen, was Sie brauchen, um sich wieder voll und ganz lebendig zu fühlen.

Auf körperlicher Ebene fehlt es häufig an Eisen. Zur Unterstützung des Eisenstoffwechsels verordne ich ein Eisenpräparat, in dem auch eine Spur Kupfer enthalten ist (FERRO ACTIV von New-Life nutrition).

## Hämatokrit

**Männer 0,40 – 0,52 g/dl | Frauen 0,35 – 0,47 g/dl**

Blut ist buchstäblich dicker als Wasser. Die Blutzellen (Erythrozyten, Leukozyten, Thrombozyten) sind seine festen Bestandteile und machen gemeinsam etwa 45 % des Blutes aus. Dieser Wert wird als »Hämatokrit« bezeichnet.

### Erhöhte Hämatokritwerte

Erhöhte Werte vermindern die Fließfähigkeit des Blutes (Viskosität). Es kommt zu einer Mehrbelastung des Herzens und zu einer mangelhaften Durchblutung des Gewebes. Ursachen dafür können sein:

- extremer Flüssigkeitsverlust durch Erbrechen und Durchfall oder mangelnde Flüssigkeitszufuhr
- eine stark erhöhte Produktion roter Blutkörperchen (Polyglobulie) oder verminderte Sauerstoffsättigung der Erythrozyten bei Aufenthalt in großen Höhen
- Medikamente, z. B. Erythropoetin (EPO), das bei Nierenerkrankungen oder beim Doping genutzt wird
- Hämochromatose (Eisenspeicherkrankheit), bei der es zu einer Überladung des Körpers mit Eisen kommt (im Laborbefund ist das Eisen stark erhöht)

### Erniedrigte Hämatokritwerte

Im Laborbefund reduzierte Werte können bedingt sein durch:

- alle Formen der Blutarmut (Anämie – die häufigste Ursache ist Eisenmangel)
- Überwässerungen (beispielsweise in der Schwangerschaft)
- Infusionen oder eingeschränkte Nierenfunktion

### Analoge Entsprechung

Auf seelisch-geistiger Ebene entspricht der Hämatokritwert Ihrer inneren Fülle und Vitalität. Ein ausgewogener Hämatokritwert geht mit einer Balance zwischen Geben und Nehmen, zwischen Aktivität und Erholung einher.

**Erhöhte Werte** deuten darauf hin, dass Sie in Ihrem Leben zu sehr auf das Tun fokussiert sind, auf das ständige Streben und Erreichen ohne ausreichende Zeit für Erholung und innere Einkehr. Diese Überaktivität führt auf Dauer zu Erschöpfung und einem Gefühl der Leere trotz aller erreichten Ziele.

**Erniedrigte Werte** wiederum sind ein Zeichen dafür, dass Sie sich erschöpft, emotional oder psychisch leer fühlen. Es ist an der Zeit, Ihre Ressourcen wieder aufzufüllen, ob durch nährende Erfahrungen, Ruhe oder die Erfüllung Ihrer seelischen Bedürfnisse.

## MCV – mittleres Zellvolumen der Erythrozyten

**82 – 98 fl**

Der MCV (englisch »mean cell volume«) gibt Aufschluss über die durchschnittliche Größe der roten Blutkörperchen. Er allein gibt jedoch noch keinen sicheren Hinweis auf eine mögliche Erkrankung. Erst in Verbindung mit weiteren Blutwerten ist eine explizite Diagnose möglich.

### Erhöhte MCVwerte (makrozytäre Anämie)

Erythrozyten mit einem hohen MCV werden als »makrozytär« (große Zellen) bezeichnet. Die Ursachen dafür können u. a. sein:

- ein Mangel an Folsäure oder Vitamin B12 (auf eine einseitige Ernährungsweise, den erhöhten Verbrauch während einer Schwangerschaft, einen verminderten Intrinsischen Faktor im Magen oder eine verminderte Aufnahme im Darm (alkalischer Darm) zurückzuführen)
- Schilddrüsenunterfunktion und Lebererkrankungen
- Reifungsstörung der roten Blutkörperchen im Knochenmark (aplastische Anämie)

### Erniedrigte MCVwerte (mikrozytäre Anämie)

Erythrozyten mit einem niedrigen MCV werden als »mikrozytär« (kleine Zellen) bezeichnet. Dies ist ein Hinweis auf:

- Eisen-, Kupfer- oder Vitamin-B6-Mangel

### Analoge Entsprechung

Sind Ihre roten Blutkörperchen **größer** als normal, weist dies auf eine verminderte Zellerneuerung hin. Körperlich betrachtet, sind alle Zellen überaltert. Auf seelisch-geistiger Ebene ist ebenfalls der Erneuerungsprozess reduziert. Das drückt sich dadurch aus, dass Ihnen die Kraft zur praktischen Umsetzung von Ideen fehlt. Alles erscheint schwierig und zäh. Ihnen ist die Leichtigkeit des Seins abhandengekommen.

Sind Ihre roten Blutkörperchen **kleiner** als normal, ist das ein Zeichen dafür, dass Sie sich auch in Ihrem Alltag »klein machen«. Ihre innere Schönheit und Ihr wahrer Wert kommen im Außen nicht zum Vorschein. Es fehlt Ihnen an Selbstvertrauen und innerer Stärke. Das führt zu Süchten oder depressiven Verstimmungen.

Vitamin-B6- und Kupfermangel sind deutliche Anzeichen fehlender Energie zur Wandlung und Veränderung. Im Rahmen einer persönlichen Veränderung wirkt sich der Mangel als Blockade aus. Hier sollte auf jeden Fall immer die körperliche Ursache abgeklärt werden und eine Substitution der fehlenden Vitalstoffe erfolgen.

In der Praxis war es für mich immer verblüffend, welchen positiven Einfluss aktive B-Vitamine (VITAMIN B ACTIV von NewLife nutrition) auf die psychischen Aspekte von zu kleinen oder zu großen roten Blutkörperchen haben. Bei vielen meiner Patienten kehrte die Leichtigkeit des Seins zurück, und es gelang ihnen besser, aktiv den Alltag zu bewältigen. Bei Patienten mit zu kleinen roten Blutkörperchen verbesserte sich das Selbstbewusstsein und Selbstvertrauen.

## MCH – mittlerer zellulärer Hämoglobingehalt

28 – 32 pg

Das MCH misst die durchschnittliche Konzentration des Hämoglobins in jedem einzelnen Erythrozyten. Es wird aus dem Verhältnis vom Hämoglobin- zum Hämatokritwert ermittelt und dient der Differenzierung von unterschiedlichen Formen der Blutarmut. Dazu sind allerdings weitere Parameter wie Ferritin, Retikulozyten, Vitamin B12, Vitamin B6 und Folsäure erforderlich.

### Erhöhte MCH-Werte

Zu hohe MCH-Werte, auch »hyperchrome Anämie« genannt, sind fast immer mit einer Vergrößerung der Erythrozyten verbunden. Sie geben Hinweise auf:

- Folsäure- oder Vitamin-B12-Mangel
- Störung im Knochenmark (bei gleichzeitiger Verminderung der Retikulozyten)

### Erniedrigte MCH-Werte

Zu niedrige MCH-Werte, auch als »hypochrome Anämie« bezeichnet, geben an, dass die roten Blutkörperchen weniger Hämoglobin enthalten als üblich. Sie sind häufig mit einer Verkleinerung der Erythrozyten verbunden. Auslöser dafür können sein:

- Mangel an Kupfer, Eisen oder Vitamin B6 (Werte müssen im Vollblut gemessen werden, da nur so festgestellt werden kann, ob tatsächlich ein Mangel vorliegt)

### Analoge Entsprechung

Das mittlere Hämoglobin ist auf seelisch-geistiger Ebene ein Maß für Ihre innere Nährkraft und Vitalität. Es symbolisiert, wie reichhaltig Sie sich selbst »nähren« – im Sinne von Lebensfreude, Inspiration und geistiger Energie.

Ist Ihr **MCH-Wert erhöht,** weist das darauf hin, dass Sie zu viel von sich selbst verlangen im Bestreben, immer mehr zu erreichen oder sich ständig zu verbessern. Sie sollten sich Zeit nehmen, zu reflektieren, und darüber nachdenken, ob die Dinge, mit denen Sie sich beschäftigen, wirklich zu Ihrem Wohlergehen beitragen.

Ist Ihr **MCH-Wert reduziert,** ist das ein Zeichen dafür, dass Sie sich in einer Phase befinden, in der Sie emotional oder geistig unterernährt sind. Ihnen mangelt es an motivierenden Erfahrungen, kreativen Impulsen oder emotionaler Unterstützung. Sie sollten bewusst nach Quellen suchen, die Ihre innere Welt bereichern und Ihnen Energie geben.

Auf körperlicher Ebene fehlt es häufig an Eisen. Zur Unterstützung des Eisenstoffwechsels verordne ich ein Eisenpräparat, in dem auch eine Spur Kupfer enthalten ist (FERRO ACTIV von NewLife nutrition). Es sorgt für einen stabilen Eisenspiegel im Blut, stärkt Ihr Selbstvertrauen, wirkt erdend und unterstützt die innere Stabilität.

## MCHC – mittlere zelluläre Hämoglobinkonzentration

32 – 36 g/dl

Der MCHC ist ein Laborwert, der die durchschnittliche Hämoglobinkonzentration in den roten Blutkörperchen misst. Der Wert ist in der allgemeinen Diagnostik jedoch entbehrlich. Bei einigen wenigen Anämieformen kann er als Differenzialdiagnose herangezogen werden, z. B. bei einer schweren Form der Thalassämie (Mittelmeeranämie).

## Leukozyten – die weißen Blutkörperchen

**Kleinkinder 6,0 – 17,5 /nl | Schulkinder 5,0 – 15,0 /nl | Erwachsene 3,9 – 10,0 /nl**

Leukozyten sind kernhaltige Zellen im menschlichen Blut. Sie sind farblos und werden darum auch als »weiße Blutkörperchen« bezeichnet. Als »Gesundheitspolizei« unseres Körpers sorgen sie für die Abwehr von Krankheitserregern wie Bakterien, Viren, Pilzen oder Parasiten. Die Anzahl der weißen Blutkörperchen erhöht sich auch bei allergischen Reaktionen, Giftstoffbelastungen, Wurminfektionen und Autoimmunkrankheiten.

Es gibt verschiedene Arten von Leukozyten. Je nach Aufgabe und Funktion differenzieren sie sich in unterschiedliche Zellen:

- neutrophile Granulozyten 50–70 %
- Lymphozyten 25–40 %
- eosinophile Granulozyten 1–5 %
- basophile Granulozyten 0,1–3,0 %
- Monozyten 2–8 %

### Erhöhte Leukozytenwerte (Leukozytose)

Erhöhte Werte entstehen durch unterschiedliche Prozesse im Organismus. Diese können sein:

- Infektionen (vor allem durch Bakterien verursacht)
- chronisch-entzündliche Krankheiten (z. B. Darmentzündungen oder rheumatische Entzündungen)

- körperliche Anstrengung oder seelischer Stress, der das sympathische Nervensystem aktiviert
- Medikamente (vor allem Cortisonpräparate) oder vermehrt aufgenommene Giftstoffe

Sind alle Bestandteile des Blutes (Erythrozyten, Thrombozyten und Leukozyten) erhöht, handelt es sich um eine Blutbildungsstörung im Knochenmark. Die Ursache dafür muss abgeklärt werden. Aus Sicht der anthroposophischen Medizin gehört die Blutbildung im Organismus zum Bleiprozess. Daher ist es ratsam, eine mögliche Bleibelastung zu untersuchen.

### Erniedrigte Leukozytenwerte (Leukopenie)

Die Anzahl der Leukozyten im Blut kann sich schnell verändern. Für die Reduzierung gibt es einige Auslöser. Dazu gehören:

- Viruserkrankungen oder Pilzinfektionen
- Medikamente wie Schmerzmittel, Psychopharmaka, Schilddrüsenmittel (Thyreostatika), Chemo- oder Stahlentherapeutika
- Vergrößerung der Milz durch Lebererkrankungen
- Darmbarrierestörungen (Leaky Gut – entzündlich oder degenerativ)

Nach meiner Erfahrung ist die häufigste Ursache für niedrige Leukozyten die postprandiale (durch Nahrungsaufnahme ausgelöste) Entzündung. Sie entsteht durch Störungen in der Darmbarriere, die einen entzündlichen oder degenerativen Charakter haben können. Eine leichte Reaktion des Immunsystems auf Nahrung ist normal. Stärkere Entzündungen hingegen werden durch Nahrungsmittel, die nicht zum Stoffwechsel passen, hochkalorische Mahlzeiten oder eine erhöhte Mahlzeitenfrequenz hervorgerufen.

Diese niedriggradigen Entzündungen gelten in der Naturheilkunde und in der Schulmedizin als Ausgangspunkt für schwerwiegende Erkrankungen, wenn sie auf Dauer bestehen.

### Analoge Entsprechung

Leukozyten repräsentieren Ihre innere Stärke und die Fähigkeit, sich gegen negative Einflüsse zu verteidigen, Ihre Integrität zu wahren. Der Wert zeigt, wie gut Sie in der Lage sind, sich vor schädlichen Einflüssen zu schützen und Ihre eigene Gesundheit und Ihr Wohlbefinden zu fördern.

**Erhöhte Werte** weisen darauf hin, dass Sie sich in einem Zustand des Kampfes oder der Verteidigung befinden, möglicherweise als Reaktion auf stressige Situationen, Konflikte oder emotionale Belastungen. Sie sollten lernen, Ihre Energie besser zu schützen und Grenzen zu setzen, um Ihre seelische Gesundheit zu bewahren.

**Erniedrigte Werte** zeigen an, dass Sie emotional oder energetisch erschöpft sind, möglicherweise aufgrund von Überforderung oder mangelnder Fürsorge für sich selbst. Es fehlt Ihnen an innerer Standfestigkeit, an Selbstvertrauen und an Abgrenzung. Nehmen Sie sich Zeit, Ihre eigenen Bedürfnisse zu erkennen und zu erfüllen und Ihre Kraftreserven aufzubauen, um Ihre Widerstandsfähigkeit zu stärken.

## Neutrophile Granulozyten

**gesamt 1,9 – 7,0 /nl | Anteil 50 – 70 %**

Neutrophile (genauer: segmentkernige neutrophile) Granulozyten bilden die Hauptgruppe der weißen Blutkörperchen. Sie sind die wichtigsten Akteure des angeborenen Immunsystems, denn sie erkennen und eliminieren eine Vielzahl von Erregern, ohne dass der Körper zuvor Erfahrung mit ihnen gemacht haben muss. Im Kampf gegen Keime wandern sie vom Blut ins Gewebe. Kommt es zu einem Kontakt, schütten sie Substanzen aus, die den Krankheitserreger zerstören und weitere Granulozyten anlocken.

**Erhöhte oder reduzierte Werte** haben die gleichen Ursachen und analoge Entsprechung wie die Leukozyten.

## Lymphozyten

**gesamt 1,4 – 4,0 /nl | Anteil 25 – 40 %**

Lymphozyten sind als Bestandteil des weißen Blutbildes die wirkungsvollste Waffe unseres Immunsystems. Sie erkennen alle Fremdstoffe, Viren und Bakterien in unserem Körper und lernen stetig dazu, um uns zu schützen. Es gibt zwei Arten von Lymphozyten mit unterschiedlichen Aufgaben:

**B-Lymphozyten** sind für die spezifische und die unspezifische Abwehr von Krankheitserregern zuständig. Für diese Aufgabe bilden sie Immunglobuline, sogenannte Antikörper (IgA, IgG, IgM, IgE).

**T-Lymphozyten** haben eine andere Abwehrmethode. Sie überwachen dauerhaft die Membranzusammensetzung der körpereigenen Zellen. Bei krankhaften Veränderungen der Zelloberfläche zerstören sie sie.

## Erhöhte Lymphozytenwerte (Lymphozytose)

Ist die Lymphozytenanzahl erhöht, ist das ein Hinweis auf:

- ein aktives Immunsystem
- einen bestehenden akuten Infekt (insbesondere einen Virusinfekt)
- chronisch-entzündliche Darmerkrankungen wie Morbus Crohn oder Colitis ulcerosa
- Gefäßentzündungen
- bösartige Erkrankungen des Blutes wie Leukämie
- unterschiedliche Formen von Tumoren wie Morbus Hodgkin
- Schilddrüsenüberfunktion (Hyperthyreose)
- Nebennierenschwäche

Ein akut auftretender Infekt ist nur dann eine mögliche Interpretation, wenn gleichzeitig die Nebennierenaktivität vermindert ist. Dauerstress und eine Ernährungsweise mit zu vielen Kohlenhydraten begünstigen eine Nebennierenbelastung und somit auch Infekte.

## Erniedrigte Lymphozytenwerte (Lymphopenie)

Verminderte Werte finden wir:

- ausgelöst durch starke Stresssituationen (bei noch intakter Nebenniere)
- im Rahmen einer Cortisontherapie
- bei der Anwendung von Immunsuppressiva (Arzneimittel, die die körpereigene Abwehr unterdrücken)
- bei Autoimmunerkrankungen wie Lupus erythematodes

Aus naturheilkundlicher Sicht resultieren reduzierte Lymphozytenwerte aus einer Belastung des Zellzwischenraums (der Matrix) mit Giftstoffen, die noch nicht ausgeschieden werden konnten. Die eingelagerten Toxine sind ein Nährboden für Erkrankungen. In der Praxis hat sich die Kombination von MATRIX ACTIV und OXI BALANCE von NewLife nutrition zur Bereinigung, Entgiftung und zum Aufbau der Matrix bewährt.

In Bezug auf den Stoffwechsel weisen verminderte Lymphozyten darauf hin, dass der Abbaustoffwechsel stärker ist als der Aufbaustoffwechsel, ein typisches Anzeichen der Degeneration. Aus anthroposophischer Sicht entspricht dies einem zu aktiven Bleiprozess. Bei einem älteren Menschen erkennen wir die Auswirkungen an sklerotischen Veränderungen im Körper wie Arteriosklerose, Arthrose, Osteoporose, Demenz und auch Sturheit.

### Analoge Entsprechung

Lymphozyten stehen für Ihre innere Weisheit und Intuition, die Sie vor schädlichen Einflüssen schützen und dank derer Sie gesunde Grenzen setzen. Der Wert zeigt, wie gut Sie in der Lage sind, auf Ihre innere Stimme zu hören und entsprechend zu handeln, um Ihre Integrität und Ihr Wohlbefinden zu wahren.

**Erhöhte Werte** sind eine Reaktion auf wahrgenommene Bedrohungen oder Konflikte in Ihrem Leben. Ihre Anpassungsfähigkeit an wechselnde Situationen ist vermindert, Sie haben die Gefahr zu spät erkannt und dann überschießend reagiert.

**Erniedrigte Werte** weisen darauf hin, dass Sie sich erschöpft oder überfordert fühlen und Schwierigkeiten haben, auf Ihre innere Führung zu hören. Ziehen Sie sich zurück, regenerieren Sie sich, und entwickeln Sie Strategien, Ihre innere Stimme zu stärken und Ihr Vertrauen in Ihre Fähigkeit zur Selbstfürsorge zu erneuern.

## Eosinophile Granulozyten

**gesamt 0,0 – 0,5 /nl | Anteil 1 – 5 %**

Eosinophile Granulozyten gehören zu den weißen Blutzellen und haben eine besondere Bedeutung bei der Diagnostik von Überempfindlichkeitsreaktionen des Körpers, z. B. Allergien oder auch Belastungen mit Parasiten, insbesondere Wurmbefall. In der erweiterten Betrachtung nach »Labor ganzheitlich« haben eosinophile Granulozyten einen Bezug zum corticotropen Hormonsystem (Nebennieren).

### Erhöhte eosinophile Granulozytenwerte (Eosinophilie)

Sind eosinophile Granulozyten erhöht, können sich dahinter unterschiedliche Auslöser verbergen:

- allergische Erkrankungen, z. B. Asthma, Neurodermitis oder Heuschnupfen
- eine Erholungsphase nach einer Erkrankung (»eosinophile Morgenröte« – bei Scharlach, Masern und Gonorrhoe im gesamten Verlauf)
- in seltenen Fällen auch Autoimmunerkrankungen, Tumore, Darmerkrankungen
- funktionelle Störungen der Nebenniere

### Erniedrigte eosinophile Granulozytenwerte (Eosinopenie)

Reduzierte Werte haben in der klinischen Diagnostik nur eine geringe Bedeutung. Aus Sicht von »Labor ganzheitlich« besteht allerdings ein enger Bezug zu:

- funktionellen Störungen der Nebenniere
- gesteigerten Stressreaktionen, Cortisontherapie und schweren akuten Infektionen

### Analoge Entsprechung

Eosinophile Granulozyten werden auf seelisch-geistiger Ebene als Ausdruck Ihrer Fähigkeit betrachtet, sich selbst zu schützen. Der Wert symbolisiert, wie gut Sie in der Lage sind, auf unterschiedliche Situationen angemessen zu reagieren.

**Erhöhte Werte** weisen darauf hin, dass Sie auf emotionaler oder psychischer Ebene auf Bedrohungen oder Irritationen überschießend reagieren. Sie sollten lernen, Ihre Antwort anzupassen, und gesündere Mechanismen zur Bewältigung von Stress und Konflikten entwickeln.

**Erniedrigte Werte** zeigen, dass Sie sich in einer Phase der Unterdrückung Ihrer Abwehrmechanismen befinden, weil Sie sich überfordert oder machtlos fühlen. Es ist an der Zeit, Ihre Fähigkeit zur Selbstfürsorge zu stärken.

## Basophile Granulozyten

**gesamt 0,0 – 0,3 /nl | Anteil 0 – 3 %**

An einigen allergischen Reaktionen (Asthma, Nesselsucht, Heuschnupfen) sind basophile und eosinophile Granulozyten beteiligt. Basophilen Granulozyten wird eine Schlüsselrolle in der Immunabwehr beigemessen. Im Rahmen der Gedächtnis-Immunantwort sind sie eine wichtige Quelle für Botenstoffe. Eine Immunisierung gegen bakterielle Infekte erfolgt nur, wenn ausreichend basophile Granulozyten vorhanden sind. Sie werden auch von der Hypophyse gebildet, unserer »Meisterdrüse« und der »Chefin« des Hormonsystems. Veränderte Werte können somit auch ein Hinweis auf ein gestörtes Hormonsystem sein.

### Erhöhte basophile Granulozytenwerte (Basophilie)

Erhöhte Werte sind eher selten. Wir finden sie bei:

- einer extremen Schilddrüsenüberfunktion
- chronischer lymphatischer Leukämie (Blutkrebs)
- Diabetes mellitus (Zuckerkrankheit)
- nephrotischem Syndrom (Nierenerkrankung mit Eiweißverlust)
- chronisch-entzündlichen Darmerkrankungen
- rheumatoider Arthritis (degenerative Gelenkerkrankung mit entzündlichen Phasen)

### Erniedrigte basophile Granulozytenwerte (Basopenie)

Reduzierte Werte haben allgemein keine medizinische Bedeutung. In der erweiterten Sichtweise nach »Labor ganzheitlich« sind sie zu finden bei:

- allgemeiner Drüsenschwäche
- Störungen im gonadotropen Hormonsystem (Geschlechtshormonsystem)
- Dauerstress
- Kohlenhydratüberschuss
- Progesteronmangel

### Analoge Entsprechung

Basophile Granulozyten sind ein Indikator für Ihre Sensibilität gegenüber Ihrer Umgebung und für Ihre Fähigkeit, auf Irritationen oder Übergriffe zu reagieren. Sie symbolisieren, wie Sie mit äußeren Einflüssen umgehen, die Ihr Gleichgewicht stören.

**Erhöhte Werte** weisen darauf hin, dass Sie übermäßig sensibel auf bestimmte Situationen oder Menschen reagieren, was zu einem Gefühl der Überforderung oder zu übermäßigen Abwehrreaktionen führt. Sie müssen lernen, Ihre Handlungsweise anzupassen, und gesunde Strategien entwickeln, mit Stress und emotionalen Belastungen umzugehen.

**Erniedrigte Werte** sind ein Zeichen dafür, dass Sie in bestimmten Bereichen Ihres Lebens weniger ansprechbar sind, möglicherweise aufgrund einer Unterdrückung Ihrer emotionalen Impulse. Suchen Sie nach Wegen, Ihre emotionale Bewusstheit und Ihre Fähigkeit, auf Ihre Umgebung zu reagieren, zu stärken.

## Monozyten

**gesamt 0,1 – 0,8 /nl | Anteil 2 – 8 %**

Monozyten sind eine Unterform der Leukozyten (weiße Blutkörperchen), die dazu dienen, Feinde, Zelltrümmer und körperfremde Substanzen zu phagozytieren (zu »verschlingen«). Sie nehmen Bakterien, Viren, Pilze und Stoffwechselüberbleibsel auf und zersetzen diese Stoffe mithilfe von speziellen Enzymen. Darum werden sie umgangssprachlich auch »Fresszellen« genannt. Ein Teil der Monozyten befindet sich als mobiles Abwehrsystem in den Lymph- und Blutgefäßen. Ein anderer Teil ist im Bindegewebe aktiv. Dort werden die Monozyten auch »Makrophagen« genannt.

### Erhöhte Monozytenwerte (Monozytose)

Eine Erhöhung der Monozytenanzahl ist nicht immer Ausdruck einer Erkrankung. Erhöhte Werte entstehen durch:

- das Abklingen bakterieller Infekte (die »aufräumenden Zellen« vermehren sich, um die Restbelastungen zu beseitigen)
- virale Infektionen (z. B. Pfeiffersches Drüsenfieber, Masern, Mumps, Windpocken)
- chronische Mandelentzündung (Tonsillitis), Herzklappenentzündung (Endokarditis), Tuberkulose
- Autoimmunerkrankungen wie Hashimoto-Thyreoiditis oder Lupus erythematodes
- chronisch-entzündliche Darmerkrankungen und Kollagenosen
- Schwangerschaft
- Medikamente (z. B. hoch dosiertes Cortison oder Antiepileptika)

### Erniedrigte Monozytenwerte (Monozytopenie)

Verminderte Werte sind eher selten. In diesen Fällen handelt es sich meist um Schädigungen des Knochenmarks, und der Mangel geht mit einem Versagen der gesamten Blutbildung einher.

### Analoge Entsprechung

Auf seelisch-geistiger Ebene entsprechen die Monozyten Ihrer Fähigkeit, sich von Schädlichem zu befreien und zu heilen. Sie symbolisieren Ihre innere Stärke, sich Herausforderungen zu stellen, sie zu überwinden und aus ihnen zu lernen.

Sind Ihre **Monozytenwerte erhöht,** bedeutet das, dass Sie hart daran arbeiten, Probleme zu bewältigen und Heilung zu finden, möglicherweise, indem Sie alte Wunden aufarbeiten oder sich neuen Herausforderungen stellen. Dafür ist es notwendig, sich seiner inneren Stärke bewusst zu werden und diese auch zum Ausdruck zu bringen. Geschieht dies dauerhaft, kann es als »Ichbezogenheit« angesehen werden.

**Erniedrigte Monozytenwerte** sind ein Zeichen dafür, dass Sie sich in einem Zustand der Erschöpfung oder der Unterdrückung Ihrer eigenen Fähigkeiten befinden. Vielleicht fühlen Sie sich machtlos gegenüber den Herausforderungen des Lebens oder haben Schwierigkeiten, sich von negativen Erfahrungen zu erholen. Sie sind mehr für andere Menschen da als für sich selbst und richten sich nach deren Meinungen und Bedürfnissen aus. Finden Sie Ihren eigenen inneren Weg, und stärken Sie Ihr Selbst.

In der Praxis hat sich für Menschen mit niedrigen Monozyten die Pflanze Wegwarte (Cichorium ) bewährt. Sie wächst an Weggabelungen, um uns die Richtung zu weisen, den Weg zu uns selbst.

## Thrombozyten

140 – 440 /nl

In der Betrachtung des Blutes stehen die roten und weißen Blutkörperchen meist im Vordergrund. Die Blutblättchen (Thrombozyten) führen eher ein Schattendasein. Dabei spielen sie bei Verletzungen eines Blutgefäßes eine entscheidende Rolle. Wenn eine Ader beschädigt wird, werden die Blutplättchen aktiviert. Das in ihnen befindliche Hormon Serotonin sorgt dafür, dass sich das verletzte Gefäß zusammenzieht. Mithilfe des »Klebstoffs« Fibrin versiegeln sie die Wunde und schützen den Körper vor weiterem Blutverlust.

### Erhöhte Thrombozytenwerte (Thrombozytose)

Eine erhöhte Anzahl von Thrombozyten kann zu einer Verdickung des Blutes führen und die Neigung zu Blutgerinnseln, die Venen und Adern verstopfen, begünstigen. Erhöhte Werte können bedingt sein durch:

- die Entfernung der Milz aufgrund von Verletzungen
- Leberschäden
- schwere Eisenmangelanämie
- extreme sportliche Anstrengung
- chronische Entzündungen
- Knochenmarkstumore (dabei erhöhen sich alle festen Bestandteile des Blutes)

### Erniedrigte Thrombozytenwerte (Thrombopenie)

Die häufigsten Ursachen für eine verminderte Anzahl der Blutplättchen sind:

- Blutverlust (starke Blutungen in Verbindung mit Verletzungen oder Menstruation)
- Virusinfektionen
- Leberbelastungen mit Vergrößerung der Milz
- Medikamente wie Heparin, Cotrimoxazol, Chemotherapeutika
- Schädigungen des Knochenmarks (dann sind alle Blutbestandteile vermindert)

Bei anhaltender Verminderung auf unter 100/nl Blut sollte unbedingt eine weitere Diagnostik durchgeführt werden. Sinken die Werte unter 40, besteht eine gesteigerte Blutungsgefahr. Bei Werten unter 10 können gefährliche Blutungen auftreten. Diese sind in der Haut als punktförmige Einblutungen zu erkennen (Petechien), können allerdings in allen Organen des Körpers vorkommen.

### Analoge Entsprechung

Auf seelisch-geistiger Ebene verkörpern die Thrombozyten Ihre Fähigkeit, mit emotionalen Verletzungen umzugehen und Heilung zu fördern. Sie symbolisieren, wie gut Sie in der Lage sind, emotionale Wunden zu schützen, zu heilen und daraus zu lernen, um weiter zu wachsen.

**Erhöhte Werte** weisen darauf hin, dass Sie aufgrund eines Traumas zu sehr darauf fokussiert sind, sich selbst vor weiteren Verletzungen zu schützen, was zu einem »Verhärten« oder zu einer emotionalen Verschlossenheit führen kann. Sie sollten ein Gleichgewicht zwischen Selbstschutz und Offenheit finden, um Heilung und Wachstum zu ermöglichen.

Der Storchenschnabel (Ceres Geranium robertianum urt.) kann Ihnen helfen, Schockzustände oder Blockaden zu lösen, um wieder in den Fluss des Lebens zu kommen. Eine ähnliche Wirkung, die Bewahrung der kindlichen Unschuld, Reinheit und Unvoreingenommenheit, hat auch das Gänseblümchen (Ceres Bellis perennis urt.).

Eine **niedrige Anzahl von Thrombozyten** ist ein Zeichen dafür, dass Sie sich in einem Zustand der Verletzlichkeit befinden. Sie haben aktuell einen geringen Schutz gegenüber äußeren Einflüssen, und Ihnen fehlt die Fähigkeit, sich abzugrenzen. Sie sind offen, empfinden alles, was Sie in Ihrer nächsten Umgebung erleben, intensiv mit und nehmen es sich zu Herzen. Wird Ihnen alles zu viel, ist Rückzug ein möglicher Weg, das Erlebte zu verarbeiten.

In der Pflanzenwelt finden wir als Ausgleich für diesen fehlenden Selbstschutz Engelwurz (Ceres Angelica archangelica urt.) oder Mariendistel (Ceres Carduus marianus urt.). Während Engelwurz Sie sanft umhüllt und schützt, lehrt Sie die Mariendistel, klarer »Nein« zu sagen. Beide Pflanzen unterstützen Ihre seelische Abgrenzung.

# Laborbeispiel eines großen Blutbildes

| Blutwert | Gemessener Wert | | | | Referenzbereich | Gemessener Wert im Referenzbereich |
|---|---|---|---|---|---|---|
| Erythrozyten | E | | 4.5 | /pl | 3.9-5.2 | |
| Hämoglobin | E | | 14.3 | g/dl | 11.8-15.8 | |
| Hämatokrit | E | ▲ | 0.47 | l/l | 0.35-0.46 | |
| MCV | E | ▲ | 105 | fl | 80-101 | |
| MCH | E | | 32 | pg | 27-34 | |
| MCHC | E | ▼ | 31 | g/dl | 32-36 | |
| Leukozyten | E | | 4.3 | /nl | 3.6-10.5 | |
| Seg. Granulozyten | E | | 43.7 | % | 40.0-70.0 | |
| Lymphozyten | E | | 43.8 | % | 20.0-44.0 | |
| Eosinophile Gran. | E | | 2.3 | % | 0.5-5.5 | |
| Basophile Gran. | E | | 0.9 | % | 0.0-1.8 | |
| Monozyten | E | | 9.3 | % | 2.0-9.5 | |
| Thrombozyten | E | | 250 | /nl | 160-370 | |

Niedrige Leukozytenwerte im Laborbefund entstehen fast immer durch einen erhöhten Verbrauch aufgrund von postprandialen (durch Nahrungsaufnahme hervorgerufenen) Entzündungen. Diese gehen häufig mit einer Darmbarrierestörung (Leaky Gut) einher. Eine leichte Reaktion des Immunsystems auf Nahrung ist normal. Stärkere Entzündungen werden durch Nahrungsmittel hervorgerufen, die nicht zum Stoffwechsel passen, hochkalorische Mahlzeiten und eine erhöhte Mahlzeitenfrequenz. Auf psychischer Ebene besteht möglicherweise momentan eine Schwäche, sich gegenüber der Umwelt zu behaupten.

Eine Erhöhung von MCV und MCH weist auf eine verminderte Zellerneuerung hin. Die Ursache dieses Mangels liegt fast immer in einer gestörten Darmflora. Da das Darmmilieu zu alkalisch ist, können die aufgenommenen Nährstoffe nicht optimal verstoffwechselt werden. Dadurch, dass die roten Blutkörperchen zu groß sind, ist auch der Hämatokrit im Befund erhöht. Das führt zu einem trägen Blutfluss in den Gefäßen.

Hohe Lymphozytenwerte bei erniedrigten segmentkernigen Granulozytenwerten zeigen, dass die Nebenniere geschwächt ist. Dieses Organ begleitet uns durch den Tag und hilft uns, den jeweiligen Erfordernissen gerecht zu werden. Eine Unterfunktion zeigt sich durch Leistungsschwäche und/oder Entzündungen.

Monozyten sind ein Teil des weißen Blutbildes. Sie zirkulieren nur wenige Tage im Blut, um dann im Gewebe zu Makrophagen heranzureifen. Dort sind sie zuständig für die Aufnahme von Erregern und Schadstoffen. Erhöhte Monozyten sind ein Hinweis auf chronische Entzündungsprozesse im Organismus. In der analogen Betrachtung werden Monozyten mit der Fähigkeit in Verbindung gebracht, sich von Schädlichem zu reinigen und zu heilen. Sie sind ein Symbol der inneren Stärke. Leicht erhöhte Monozytenwerte stehen somit für innere Stärke und eine gesunde Ichbezogenheit.

# Die Organe

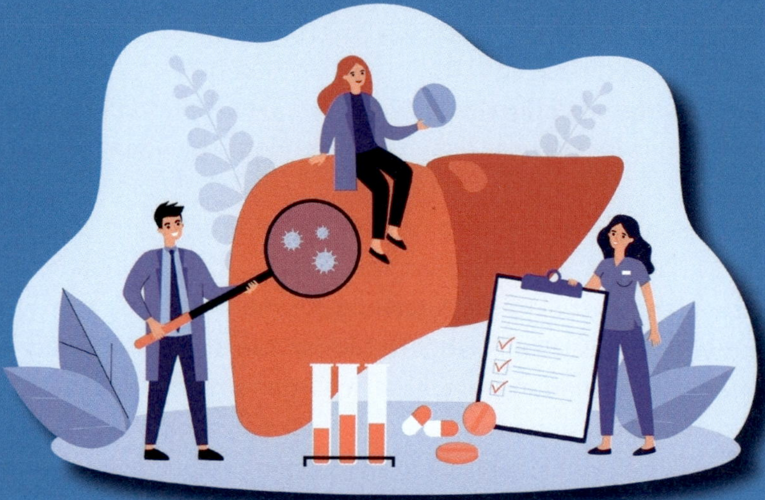

## Leber und Gallenblase – die Nachtarbeiter

Die Leber ist das Organ der Wandlung, Veränderung und Erneuerung auf körperlicher und seelisch-geistiger Ebene. Die Aufgaben der Leber sind so vielfältig, dass sie als das »Zentralorgan des Stoffwechsels« bezeichnet wird. Sie sorgt für Umwandlung und Transport aller Nährstoffe, die die Körperzellen zum Leben und zur Energiegewinnung benötigen. Eiweiße, Fette, Cholesterin und Kohlenhydrate werden von der Leber verstoffwechselt bzw. aufgebaut und dem Körper zur Verfügung gestellt. Die Leber schützt die inneren Organe und das Blut durch ihre Fähigkeit, zu entgiften. Medikamente, Stoffwechselendprodukte, Hormone und Belastungen aus der Umwelt werden von ihr aufbereitet und über die Galle und das Blut ausgeleitet. Diese Arbeit findet überwiegend in der Nacht zwischen 1 und 3 Uhr statt.

Leber und Gallenblase werden sowohl in der westlichen als auch in der östlichen Medizin als eine Funktionseinheit beschrieben. Der Gallensaft ist eine zähe Körperflüssigkeit, die in der Leber produziert wird und über die Gallenwege in die Gallenblase gelangt, wo er eingedickt und gespeichert wird. Er dient der Fettverdauung und der Ausscheidung von Substanzen, die von der Leber ausgefiltert werden.

In der Traditionellen Chinesischen Medizin (TCM) gelten die Augen als der Öffner des Funktionskreises Leber/Gallenblase. Die Augen und damit das Sehen sind stark mit der Leberaktivität verbunden. Bei Erkrankungen der Augen, z.B. Linsen- und Glaskörpertrübungen, Makuladegeneration, Durchblutungsstörungen und Trockenheit der Augen und Fehlsichtigkeit, sollten Sie Ihre Leberwerte untersuchen lassen.

Die Energie von Leber und Gallenblase fließt normalerweise nach unten in Richtung des Stoffwechsels. Bei Stauungen hingegen steigt die Energie nach oben und beeinflusst Stimme, Schilddrüse und Ohren, besonders das linke Ohr. Schulter-Nacken-Verspannungen und Schläfenkopfschmerz sind häufig in Verbindung mit Störungen der Leber-Gallenblasen-Funktion zu sehen.

Die Schilddrüse hat den engsten Bezug zur Gallenblase. Kann diese eine eigene Störung nicht ausgleichen, geht die Belastung auf die Schilddrüse über. Dieser Zusammenhang wird in der Redewendung »Ich habe so einen Hals« deutlich. Damit wird gesagt, dass der Hals vor Wut anschwillt. »Wut« ist aber das Thema der Galle. Die Wut entlädt sich nicht nach außen, sondern bleibt im Körper und führt zu Stauungen und einer Vergrößerung der Schilddrüse im Hals.

Die Leberwerte Gamma-GT, GOT und GPT gehören zur Standarddiagnostik in der Medizin. Es gibt noch weitere interessante Laborparameter mit hoher Aussagekraft über die Funktion der Leber. Diese werden jedoch nur selten bestimmt.

## Bilirubin

**Bilirubin gesamt bis 1,20 mg/dl**

Nach einer Lebenszeit von 120 Tagen werden die roten Blutkörperchen in der Milz abgebaut. Dabei wird der rote Blutfarbstoff in seine Bestandteile Häm und Globin gespalten. Mithilfe des Albumins (eines Eiweißes) erfolgt der Transport zur Leber. Dieses mit Albumin gekoppelte Häm heißt »indirektes Bilirubin«. Die Leber verbindet es mit Glucuronsäure. Jetzt ist es wasserlöslich und kann mit der Gallenflüssigkeit ausgeschieden werden. Dieses Produkt nennt man »direktes Bilirubin«.

Gelangt eine größere Menge Bilirubin ins Blut (Werte ab 2 mg/dl), führt dies zu einer Gelbfärbung der Augen und der Haut. Das wird allgemein als »Gelbsucht« (Ikterus) bezeichnet.

### Erhöhte Bilirubinwerte

Erhöhte Bilirubinwerte im Blut können auf verschiedene Erkrankungen hinweisen:

- Hepatitis (Leberentzündung, meist durch Viren, selten durch Bakterien verursacht, begleitend auch beim Pfeifferschen Drüsenfieber)

- Leberzirrhose (Schrumpfleber, Endstadium verschiedener Lebererkrankungen)
- Gallenstau oder Entzündung der Gallengänge (Auslöser sind meist Gallensteine)
- Hämolyse (Auflösung von roten Blutkörperchen)
- Leberschädigung durch Giftstoffe, z. B. Knollenblätterpilze oder Tetrachlorkohlenstoff (gleichzeitig sind dann Gamma-GT und die Transaminasen erhöht)
- Mukoviszidose (angeborene Stoffwechselerkrankung mit Störung der Schleimproduktion)
- Rotor-Syndrom und Dubin-Johnson-Syndrom (seltene, vererbte Erkrankungen des Bilirubinstoffwechsels)
- Taurinmangel, fehlende Entgiftungsfunktion
- Medikamente, z. B. Phenothiazine (zur Behandlung von Psychosen), Thyreostatika (zur Behandlung einer Schilddrüsenüberfunktion), Propranolol (Beta-Rezeptorenblocker bei Bluthochdruck)
- Gallensteine (verlegen den Abflussweg von der Leber zum Zwölffingerdarm)
- Morbus Meulengracht (Stoffwechselstörung, bei der ein angeborener Enzymdefekt dazu führt, dass der gelbe Gallenfarbstoff Bilirubin nicht ausreichend umgebaut und ausgeschieden wird, betrifft überwiegend Männer nach dem 20. Lebensjahr)
- Neugeborenengelbsucht (kommt bei etwa drei von fünf Babys vor)

### Erniedrigte Bilirubinwerte

Erniedrigte Bilirubinwerte geben keinen Hinweis auf Regulationsstörungen oder Krankheiten.

## Gamma-GT (Gamma-Glutamyltranspeptidase)

**Männer bis 60 U/l | Frauen bis 40 U/l**

Gamma-Glutamyltranspeptidase (Gamma-GT) kommt in der Membran vieler Körperzellen vor. Das im Blutserum gemessene Enzym stammt überwiegend aus der Leber und spielt eine wichtige Rolle beim Abbau von Glutathion, einem Antioxidans, das den Körper vor Überlastungen schützt.

### Erhöhte Gamma-GT-Werte

Erhöhtes Gamma-GT ist der wichtigste Hinweis auf eine Schädigung der Leber, der Gallenblase oder der Gallenwege. Ursachen können sein:

- akute Hepatitis (Leberentzündung – hohe Werte)
- Fettleber (verursacht durch zu viele Kohlenhydrate in der Ernährung)
- Gallenblasenentzündung
- Gallenstau (ausgelöst durch Gallensteine oder entzündete Gallenwege)
- Lebervergiftung, z. B. durch Chemikalien oder Medikamente
- Alkohol (zugeführt oder durch Gärungsprozesse im Darm entstanden)
- Darmpilze (oftmals die Folge einer vermehrten Kohlenhydratzufuhr)

### Erniedrigte GGT-Werte

Zu niedrige GGT-Werte haben keine medizinische Relevanz.

## Transaminasen – GOT und GPT

**GOT/AST Männer 10 – 50 U/l | Frauen 10 – 35 U/l**
**GPT/ALT Männer 10 – 50 U/l | Frauen 10 – 35 U/l**

GPT (Glutamat-Pyruvat-Transaminase) oder ALT (Alanin-Aminotransferase) und GOT (Glutamat-Oxalacetat-Transaminase) oder AST (Aspartat-Aminotransferase) sind Leberwerte, die meist zusammen im Blut bestimmt werden.

### Erhöhte GPT- und/oder GOT-Werte

Erhöhte Transaminasewerte deuten auf eine Leberzellschädigung mit unterschiedlichen Ursachen hin:

- akute Leberentzündung (Virushepatitis hat meist hohe Werte)
- chronische Leberentzündung (Werte sind nur leicht erhöht)
- Entzündung der Gallenblase
- Lebervergiftung durch Medikamente oder Chemikalien
- Leberzirrhose (Werte sind meist nur leicht erhöht)
- Lebertumore
- Pfeiffersches Drüsenfieber (Mononukleose) mit Leberbeteiligung
- starker Alkoholkonsum
- Fettleber als Folge von Übergewicht, Diabetes mellitus oder Alkoholismus
- Bei einem Herzinfarkt kann GPT ebenfalls kurzfristig ansteigen.

**Bei einer GOT-Erhöhung, ohne dass gleichzeitig GPT ansteigt,** können ein Herzinfarkt, Schlaganfall, Niereninfarkt, eine Lungenembolie, Schäden an der Skelettmuskulatur oder eine Bauchspeicheldrüsenentzündung vorliegen. Darauf würde es allerdings auch

Hinweise in der Anamnese und durch weitere auffällige Laborwerte geben.

**Ist GOT höher als GPT,** wird ein Leberschaden von außerhalb verursacht, z. B. durch Alkohol, Herzschwäche, Darmbelastungen oder einen Stau in den Gallengängen.
**Ist GPT höher als GOT,** sterben Zellen in der Leber ab, z. B. durch eine Hepatitis, eine Fettleber oder durch starkes Übergewicht.

### Erniedrigte GPT- und/oder GOT-Werte

Erniedrigte Werte der Transaminasen haben keine medizinische Bedeutung.

## CHE (Cholinesterase)

**5,32 – 12,92 U/ml**

Das Enzym Cholinesterase ist in meiner Praxis der wichtigste Leberparameter im Rahmen der Vital- und Stoffwechselanalysen. Er spiegelt die Arbeitsleistung der Leber wider. Bei einer katabolen Stoffwechsellage (vermehrter Abbau von Molekülen im Stoffwechsel), die durch Dauerstress, Bewegungsmangel, übermäßige Ernährung mit zu vielen Kohlenhydraten oder durch Umweltgifte ausgelöst wird, versucht die Leber, diesen Zustand durch Mehrarbeit auszugleichen. Das führt zu einem Anstieg des Enzyms im Blut. Arbeitet die Leber langsam, gründlich und träge, ist die Cholinesterase reduziert. Das Enzym ist auch für den Abbau von Acetylcholin verantwortlich, einem Neurotransmitter, der an der Übertragung von Nervenimpulsen beteiligt ist.

### Erhöhte Cholinesterasewerte

Eine erhöhte Konzentration der Cholinesterase gibt Hinweise auf:

- Leberverfettung (Fettleber)
- Diabetes mellitus
- koronare Herzerkrankung
- neurovegetative Störungen (mangelnde Reizweiterleitung im autonomen Nervensystem)
- Schilddrüsenüberfunktion
- Eiweißverluste, z. B. Nephrotisches Syndrom (Nierenerkrankung)
- Morbus Meulengracht
- abbauenden Stoffwechsel, den die Leber auszugleichen versucht

### Erniedrigte Cholinesterasewerte

Eine reduzierte Konzentration der Cholinesterase gibt Hinweise auf:

- Leberschwäche, langsamen Stoffwechsel
- schwere Lebererkrankungen wie akute oder chronische Entzündungen der Leber, Leberzirrhose oder Leberstauungen
- chronisch-entzündliche Darmerkrankungen

## Alkalische Phosphatase

**Männer 40 – 129 U/l | Frauen 35 – 104 U/l**

Die alkalische Phosphatase (AP) ist ein Enzym, das in verschiedenen Geweben unseres Körpers vorkommt, darunter die Leber, die Knochen, die Nieren und die Darmwand. Es spielt eine wichtige Rolle bei verschiedenen biochemischen Prozessen einschließlich der Aufrechterhaltung des Knochenstoffwechsels und der Leberfunktion.

### Erhöhte alkalische Phosphatasewerte

Ist eines der oben genannten Gewebe geschädigt, findet sich vermehrt alkalische Phosphatase im Blut. Das Spektrum der möglichen Ursachen ist weit gefasst:

- Erkrankungen der Leber und Gallenblase (Hepatitis, Gallenstau, Leberzirrhose)
- Erkrankungen mit erhöhtem Knochenumbau (Morbus Paget, Skelettmetastasen)
- Hyperparathyreoidismus (Überfunktion der Nebenschilddrüse)
- Rachitis (geschwächte Knochensubstanz, Krümmung der Knochen)
- Schwangerschaft und Wachstum (durch erhöhten Knochenstoffwechsel)
- Einnahme von Medikamenten, z. B. orale Antidiabetika, Antikonvulsiva, Antidepressiva
- akute Bauchspeicheldrüsenentzündung
- Colitis ulcerosa (chronisch-entzündliche Dickdarmerkrankung)
- Vitamin-D-Mangel
- Schilddrüsenüberfunktion
- Nierenschwäche

### Erniedrigte alkalische Phosphatasewerte

Niedrige Werte sind eher selten und haben in der klinischen Diagnostik keine Bedeutung. Nach meiner Erfahrung können reduzierte Werte ein Hinweis sein auf:

- Schilddrüsenunterfunktion
- Hypophosphatasie (eine sehr seltene, angeborene Erkrankung)

- schwere Anämie (Blutarmut)
- Zinkmangel
- Einnahme von Medikamenten wie Theophyllin (Asthmamittel) oder Östrogen-Androgen-Kombinationen
- Unterfunktion der Hirnanhangsdrüse (Hypophyse)

## GLDH (Glutamatdehydrogenase)

**Männer bis 6,4 U/l | Frauen bis 4,8 U/l**

Das Enzym Glutamatdehydrogenase (GLDH) ist für die Herstellung der Aminosäure Glutamat zuständig. Es befindet sich in allen Organen, insbesondere in den Mitochondrien (Kraftwerken) der Leberzellen.

### Erhöhte GLDH-Werte

Eine Erhöhung des GLDH weist immer auf eine Schädigung von Lebergewebe hin. Ursachen dafür sind:

- toxische Substanzen, z. B. Pilze, Chemikalien, Zytostatika (Medikamente zur Krebsbehandlung [sehr hohe Werte])
- Leberentzündung
- Leberzirrhose
- Lebertumore oder -metastasen
- Erkrankungen der Gallenwege (führen zu einer Blockade und beeinträchtigen den Abfluss von Gallenflüssigkeit)

Beim Umbau der Leber werden die organspezifischen Leberzellen (Parenchym) durch Bindegewebe (Mesenchym) ersetzt. Auch schon geringgradig erhöhtes GLDH sollte Beachtung finden. Er ist ein wichtiger Wert zur Diagnose einer Fettleber.

### Erniedrigte GLDH-Werte

Erniedrigtes GLDH ist in der Medizin ohne Bedeutung.

## Analoge Bedeutung von Leber und Gallenblase

In der Traditionellen Chinesischen Medizin werden die psychosomatischen Verflechtungen zwischen Körper und Geist sorgfältig betrachtet. Leber und Gallenblase spielen dabei eine Schlüsselrolle – nicht nur im Bereich des Stoffwechsels, sondern auch bei der Umsetzung von Plänen und Entscheidungen. Eine ausbalancierte Aktivität dieser Organe kann Ihre Kreativität anregen und Ihnen zu klaren Entschlüssen verhelfen.

Die Leber-Galle-Energie ist ein Sinnbild für Ihre Durchsetzungsfähigkeit und das Wahren eigener Grenzen. Sollten Sie Schwierigkeiten bei der Abgrenzung und Selbstbehauptung haben, könnte dies in einem Zusammenhang mit Unstimmigkeiten Ihrer Leber oder Gallenblase stehen. Interessanterweise offenbart sich eine solche »Nein-Schwäche«, also die Herausforderung, Grenzen zu setzen und sich gegen emotionale Ausbeutung zu wehren, häufig in einer Erhöhung der Cholinesterasewerte im Blut – einem Indiz für eine überlastete Leber.

Erhöhte Cholinesterasewerte weisen darauf hin, dass Sie aktuell Mühe haben, die Flut an Reizen, die auf Sie einströmen, adäquat zu verarbeiten. Hier bietet die Mariendistel, ein stacheliger, aber heilkräftiger Verbündeter aus dem Pflanzenreich, ihre Unterstützung an. Medizinisch aufbereitet, fördert sie die Abgrenzungsfähigkeit auf körperlicher und seelisch-geistiger Ebene und hilft Ihnen dabei, Ihre Persönlichkeit und Individualität zu schützen.

Parallel dazu hat die Leber die wichtige Aufgabe, chemische Substanzen aus der Nahrung umzuwandeln – ein Vorgang, der seine Entsprechung auf der emotionalen Ebene findet. Wenn Sie es als schwierig empfinden, einmal geformte Urteile und Überzeugungen zu hinterfragen und zu erneuern, kann sich diese Haltung in einem verminderten Cholinesterasewert manifestieren, was auf eine Blockade in der Leberfunktion und im Gallenfluss hindeutet. Ist dies der Fall, zeigt sich bei Ihnen auch auf emotionaler Ebene vermutlich eine Starre. Der Löwenzahn mit seiner robusten und vitalisierenden Natur unterstützt Ihre Fähigkeit zur Transformation und Anpassung von Ideen und Glaubenssätzen und kurbelt die metabolische Aktivität Ihrer Leber an.

Es wird oft gesagt, dass Leber und Galle das Zentrum starker Emotionen wie Wut, Frustration und Zorn bilden. Ein achtsamer Umgang mit diesen Empfindungen trägt wesentlich zur Gesundheit der Organe bei. Führen Sie zum Beispiel ein Tagebuch, oder setzen Sie sich regelmäßige Zeiten der Reflexion. So lernen Sie, Ihre Emotionen besser zu verarbeiten, stärken Ihre innere Stimme und treffen klarere Entscheidungen. Ergänzend können Rollenspiele oder körperliche Aktivitäten, die Ihr Selbstbewusstsein fördern (ob Tanzen oder Boxen), nützliche Instrumente sein. Es gibt auch spezielle Yoga- oder Qigong-Übungen, die darauf ausgerichtet sind, die Energieflüsse der Leber und Gallenblase zu harmonisieren, emotionale Blockaden zu lösen und somit Ihre Gesundheit auf allen Ebenen zu verbessern.

Indem Sie diese ganzheitlichen Perspektiven in Ihren Alltag integrieren, nähren Sie nicht nur Ihren Körper, sondern auch Ihr emotionales und geistiges Wohlbefinden. Es ist eine Einladung, innezuhalten und zu lauschen, was Ihr Körper und Ihre Seele Ihnen zu sagen haben. Lassen Sie sich darauf ein, nehmen Sie die Signale ernst, und bieten Sie Ihrem Körper die benötigte Fürsorge.

## Laborbeispiel für Leberwerte

| Blutwert | Gemessener Wert | | | Referenzbereich | Gemessener Wert im Referenzbereich |
|---|---|---|---|---|---|
| Bilirubin ges. | | 0.5 | mg/dl | < 1.2 | |
| Gamma-GT | + | 59 | U/l | < 40 | |
| GOT | | 33 | U/l | 10-35 | |
| GPT | + | 42 | U/l | 10-35 | |
| Cholinesterase | | 11.98 | U/ml | 5.32-12.92 | |
| Alk.Phosphatase | | 90 | U/l | 35-104 | |
| GLDH | + | 6.1 | U/l | < 4.8 | |

In diesem Laborbefund sehen Sie eine durch Medikamente, Alkohol oder als Folge einer Stoffwechselstörung belastete Leber (Gamma-GT und GPT erhöht). Ebenso weist die hohe Cholinesterase auf eine stark überforderte Leber hin, die zudem bereits bindegewebige Umbauprozesse zeigt (GLDH erhöht). Die erhöhte alkalische Phosphatase entsteht in diesem Zusammenspiel durch gestaute Galle.

Derartige Befunde sind nicht selten, und sie stehen fast immer in Zusammenhang mit Störungen im Stoffwechsel (katabole Entgleisung), die wiederum in Verbindung mit einer Fettleber stehen. Neben einer gezielten Ernährungstherapie haben sich Mariendistel (Ceres Carduus marianus urt.) für die Unterstützung der Leber und Schöllkraut mit Curcuma (Choleodoron) oder die Wegwarte (Cichorium) zur Unterstützung der Gallezusammensetzung bestens bewährt.

Auf feinstofflicher Ebene stehen hier die Themen »Abgrenzung« und »Den eigenen Weg finden« im Vordergrund. Beide eben erwähnte pflanzlichen Mittel wirken auch hier stärkend.

## Die Niere – das Organ der Individualisierung

So, wie die Leber zu Ihrem Stoffwechselgeschehen gehört, ist die Niere ein Teil Ihres Nerven-Sinnes-Systems. Sie ist das Organ der Blutreinigung und somit der Klarheit, der Individualisierung, der Beseelung und der Ausformung organischer Substanzen.

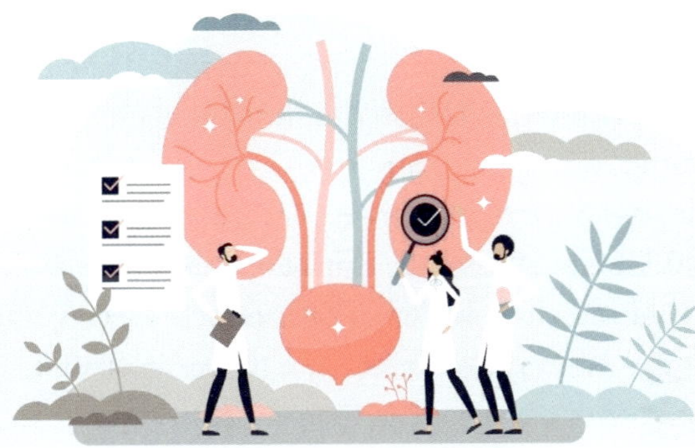

In der anthroposophischen Medizin wird die Niere auch als das »Licht- und Luftorgan« bezeichnet, das weitaus mehr kann, als nur Abbauprodukte auszuscheiden. Durch die Regulation des Luftorganismus hat sie Einfluss auf den Darm, die Lunge, die Nasennebenhöhlen und die Ohren. Störungen können sich unter anderem durch Blähungen, Asthma, Ohrensausen, Tinnitus, Hörsturz und Nebenhöhlenentzündungen zeigen.

Die Niere wird in der Literatur allgemein als »das Ausscheidungsorgan« dargestellt. Dabei hat sie mit der Ausscheidung direkt nichts zu tun. Diese obliegt dem Eisenstoffwechsel. In den in der Nierenrinde liegenden Nierenkörperchen (Glomeruli) werden die kapillaren Gefäßknäuel durch die Kraft des Eisens wie ein Schwamm ausgepresst. Auf diese Weise entstehen täglich etwa 170 Liter Ultrafiltrat. Bei einer Urinmenge von 2 Litern täglich werden folglich 168 Liter wieder in den Zellzwischenraum (Interstitium) und das Blut zurückgenommen. Die Aufgabe der Niere ist es, zu entscheiden, was im Körper verbleiben darf. So wird bei genauer Betrachtung deutlich, dass in ihnen aufnehmende Kräfte wirken. Unterstützt wird sie dabei vom Kupfer. In der anthroposophischen Medizin steht Eisen für »Ausscheidung von Fremdem« (Entgiftung) und Kupfer für »Integration von Fremdem«. Unter diesem Blickwinkel ist die Niere das Organ der Individualität und der Entscheidung darüber, was gut für Sie ist.

Interessant ist die Anatomie der Niere und ihre Verwandtschaft zum Ohr. Vergleichen wir im Kopfbereich Ohren, Ohrtrompete (Eustachische Röhre) und Rachen mit Nieren und Blase, ist ein ähnlicher Aufbau zu erkennen. Die Ohren befinden sich außerhalb des Kopfes und stehen über die Ohrtrompeten in Verbindung mit dem Rachen. Auch die Nieren befinden sich nicht im Bauchraum, sondern liegen außerhalb des Bauchfells. Nieren und Nierenbecken sind durch den Harnleiter mit Ihrer Blase verbunden. Die Äußerlichkeit ist kein Zufall, sondern spricht für eine Verwandtschaft zwischen Ohr und Niere. In der Traditionellen Chinesischen Medizin ist das Ohr der Öffner des Funktionskreises Niere/Blase. Häufige Mittelohrentzündungen bei Kindern sind somit ein Zeichen für eine Nierenschwäche.

Der Nierenmeridian beginnt direkt an Ihrer Fußsohle. Kalte Füße verursachen daher schnell Blasenbeschwerden oder Erkältungen. Deshalb werden die Nieren als »Winterorgan« betrachtet. Im Winter regeneriert sich die Natur für die kommenden Jahreszeiten. Genauso braucht der Mensch die Nierenkraft als treibenden Impuls zur Gesundung. Menschen mit schwacher Nierenenergie erholen sich viel langsamer als solche, bei denen die Nieren einwandfrei arbeiten.

Der Nierenfunktionskreis wird auch als die »Eintrittspforte der körperlichen Energie und der Inkarnation« bezeichnet. Kinder zeigen in den ersten vier Lebensjahren oft typische Symptome mit Bezug zum Nierenfunktionskreis. Dazu zählen Erkältungen, Bronchitiden, Asthma, Neurodermitis und trockene Ekzeme. Der Lebenszyklus beginnt im Nierenfunktionskreis und endet auch dort. Darum ist es wichtig, die Nierenfunktion im Alter zu kontrollieren und gegebenenfalls zu unterstützen.

Üblicherweise wird im Routinelabor stellvertretend für die Niere das Kreatinin untersucht. Das ist allerdings für eine direkte Beurteilung der Nierenaktivität nicht ausreichend. Darum empfehle ich im Rahmen einer Vital- und Stoffwechselanalyse, bei Bluthochdruck (Hypertonie), Diabetes mellitus (Zuckerkrankheit) und Verdacht auf bindegewebige Erkrankungen (Kollagenosen) auch Cystatin C, Harnstoff, Kupfer und Eisen zu bestimmen.

## Kreatinin

**Männer 0,7 – 1,2 mg/dl | Frauen 0,4 – 1,1 mg/dl**

Kreatinin ist ein Abbauprodukt des Muskelstoffwechsels. Nach aktuellem Wissensstand hat es keine Funktion und wird über die Niere ausgeschieden. Der Kreatininwert hängt von der Muskelmasse ab. Daher haben muskulöse Menschen höhere Normalwerte im Blut. Der Wert steigt erst bei einer Nierenfunktionseinschränkung von mehr als 50% ungewöhnlich an. Ab einem Kreatininwert von 2,5 mg/dl liegt die Nierenleistung nur noch bei etwa 30%. Bei einem Wert von 8–10 mg/dl muss eine Dialyse erfolgen.

### Erhöhte Kreatinwerte

Erhöhte Kreatininwerte können aufgrund unterschiedlicher Ursachen entstehen:

- akute oder chronische Nierenerkrankungen
- Dehydration aufgrund unzureichender Flüssigkeitszufuhr oder erhöhter Flüssigkeitsverluste
- Medikamente (insbesondere Röntgenkontrastmittel)
- erhöhter Muskelaufbau im Bodybuilding
- Muskelverletzungen durch einen Unfall
- Autoimmunerkrankungen wie Lupus erythematodes
- Schocksituationen, die zu einer Unterversorgung der Nieren und damit zum Nierenversagen führen

### Erniedrigte Kreatininwerte

Erniedrigte Kreatininwerte sind selten und haben in der Regel eine geringere klinische Bedeutung als hohe Werte. Sie geben mögliche Hinweise auf:

- Mangel an Muskelmasse (insbesondere bei immobilen, älteren und untergewichtigen Menschen)
- eingeschränkte Muskelaktivität
- Entzündungen der Haut und Muskulatur (Dermatomyositis, Polymyositis)
- Beginn einer Schwangerschaft

Zur Früherkennung von Nierenbelastungen ist Kreatinin nicht geeignet. Zur Bestimmung der Nierenleistung ist das körpereigene Protein Cystatin C ein verlässlicher und früh reagierender Wert. Es sollte bei allen Nierenproblemen untersucht werden.

## Cystatin C

**Männer 0,53 – 0,95 mg/l | Frauen 0,62 – 1,05 mg/l**

Cystatin C ist ein kleines Eiweiß, das in den meisten Körperzellen vorkommt, aber hauptsächlich von den Nierenzellen produziert und ausgeschieden wird. Somit hängt die Konzentration im Blut vor allem von der Filtrationsleistung der Niere ab. Das macht die Substanz zu einem guten und sensiblen Marker für die Nierenleistung. Außer bei einer Niereninsuffizienz finden wir bei Autoimmunerkrankungen erhöhte Werte. Im Labor wird aus dem Cystatin C altersentsprechend die glomeruläre Filtrationsrate (GFR) errechnet, die das Filtrationsvermögen der Nieren widerspiegelt. Dieser Wert gibt die Nierenleistung bzw. den Grad der Nierenschädigung an.

### Allgemein gültiger Referenzbereich GFR

| | |
|---|---|
| >90 | normale Filtrationsrate |
| 60–89 | Nierenschädigung mit geringgradiger Einschränkung |
| 30–59 | Nierenschädigung mit mittelgradiger Einschränkung |
| 15–29 | Nierenschädigung mit schwerer Einschränkung |
| <15 | Nierenversagen |

## Harnstoff

13 – 43 mg/dl

Ein weiterer wichtiger Nierenwert ist der Harnstoff. Wird im Körper Eiweiß abgebaut, entsteht über das giftige Zwischenprodukt Ammoniak der ungiftige Harnstoff. Der Umbau erfolgt in der Leber, die Ausscheidung über die Nieren.

### Erhöhte Harnstoffwerte

Erhöhte Werte können folgende Ursachen haben:

- eingeschränkte Nierenfunktion
- chronische Nierenerkrankungen oder akute Nierenschäden
- Mangel an Flüssigkeitszufuhr oder Flüssigkeitsverlust durch Erbrechen, Durchfall oder starkes Schwitzen
- hoher Eiweißkonsum oder Eiweiße, die der individuelle Stoffwechsel nicht verarbeiten kann
- Mangel an alkalischer Phosphatase im Dünndarm
- alkalischer Darm aufgrund mangelnder Drüsenaktivität oder unkontrollierter Nahrungsaufnahme
- vermehrter Eiweißabbau im Körper (fieberhafte Erkrankungen, Operationen, Tumore oder Verbrennungen)

### Erniedrigte Harnstoffwerte

Erniedrigte Harnstoffwerte sind selten und haben keine diagnostische Bedeutung.

## Mikronährstoffe im Vollblut

Wichtige Hinweise auf die Nierenfunktion liefert die Bestimmung der Mikronährstoffe im Blut. Erhöhte und auch erniedrigte Kalium- und Natriumwerte können auf funktionelle Nierenstörungen hindeuten.

In der anthroposophischen Medizin ist die Niere der Venus und dem **Kupfer** zugeordnet. Sie überprüft die Substanzen im Blut. Was für den Aufbaustoffwechsel benötigt wird, führt sie dem Körper zu, unbrauchbar Gewordenes wird ausgeschieden. Kupfer ist immer im Verhältnis zum **Eisen** zu betrachten. Ein Kupfermangel kann durch zu wenig Kupfer, aber auch durch zu hohe Eisenwerte entstehen (relativer Kupfermangel). Die Symptome gehen fast alle mit Verkrampfungen, z. B. Asthma, Magen- oder Darmkrämpfen, einher.

**Hinweis:** Auf die Mikronährstoffe gehe ich im Einzelnen im Abschnitt »Mikronährstoffe« (S. 129) ein.

## Analoge Bedeutung der Niere

Die Nieren repräsentieren nicht nur den Beginn, sondern auch das Ende eines jeden Lebenskreislaufs. Sie sind der Ursprung Ihrer vitalen Lebenskräfte und tragen entscheidend zu Ihrer Lebenserhaltung bei. Die Nieren spiegeln das elementare Spiel zwischen Angst und Sicherheit wider. Angst, eine grundlegende emotionale Reaktion, schützt Sie und ist ein unverzichtbarer Teil Ihres Überlebensinstinkts. Ihr Gegenpart, das Bedürfnis nach Sicherheit und Geborgenheit, umarmt Ihre tiefsten Wünsche nach innerem Frieden und Ausgeglichenheit. Sollte Ihre Angst jedoch dominieren und sich zu einem ungelösten Schatten in Ihrem Leben verdichten, könnte dies eine Schwächung Ihrer Nierenfunktion nach sich ziehen. Körperliche Symptome sind vielfältig und können von Hörproblemen über Atemwegserkrankungen bis hin zu Rückenbeschwerden reichen. Steigern sich Ihre Ängste wie soziale Phobien, Platzangst oder Existenzängste zu unkontrollierbaren Panikattacken, ist dies ein Zeichen für eine tiefer liegende Disharmonie, die in Verbindung mit Ihren Nieren steht.

Als paarigem Organ gehören zu der Niere die Themen »Partnerschaft« und »Beziehung«. Freundschaft und Liebe verbinden die Menschen und aktivieren die Energien, die eine gesunde Nierenfunktion ermöglichen. Verluste, die durch Trennung oder den Tod eines geliebten Menschen entstehen, beeinträchtigen Ihre Nierenfunktion erheblich und verdeutlichen die Verflechtung von emotionalem Wohlergehen und physischer Gesundheit.

Betrachten Sie zudem die Nieren in Bezug auf Ihre Körperstatik und das Knochensystem. Die Nieren symbolisieren Stabilität und Festigkeit – die physische Integrität Ihres Knochengerüsts ist ein Spiegelbild Ihrer psychischen Standfestigkeit und Widerstandsfähigkeit. Ihre äußere Haltung ist oft ein direktes Abbild Ihrer inneren Einstellung. So reflektiert die Gesundheit Ihrer Nieren nicht nur Ihre körperliche, sondern auch Ihre seelische und geistige Stärke und Widerstandsfähigkeit.

## Laborbeispiel für Nierenwerte

| Blutwert | | | Gemessener Wert | | Referenzbereich | Gemessener Wert im Referenzbereich |
|---|---|---|---|---|---|---|
| Harnstoff | | | 24 | mg/dl | 13-43 | |
| Kreatinin | | | 0.9 | mg/dl | 0.4-1.1 | |
| Cystatin C im Serum | | + | 1.39 | mg/l | 0.62-1.05 | |
| Glom. Filtrationsrate | | - | 43 | ml/min | 80-160 | |
| **MIKRONÄHRSTOFFE IM VOLLBLUT** | | | | | | |
| Kupfer (Vollblut) | LH | - | 0.74 | mg/l | 0.75-1.17 | |
| Eisen (Vollblut) | LH | | 460 | mg/l | 430-602 | |
| Kalium (Vollblut) | LH | + | 2290 | mg/l | 1573-2092 | |
| Natrium (Vollblut) | LH | - | 1600 | mg/l | 1706-2170 | |
| Calcium (Vollblut) | LH | - | 52.0 | mg/l | 55.6-78.8 | |
| Magnesium (Vollblut) | LH | + | 46.0 | mg/l | 31.7-44.0 | |

Bei diesem Befund ist das Kreatinin leicht erhöht. Das lässt vermuten, dass eine Störung in der Nierenfunktion vorliegt. Dass dem tatsächlich so ist, wird erst durch die Untersuchung von Cystatin C (Wert ist zu hoch) und die daraus errechnete glomeruläre Filtrationsrate (GFR) (Wert ist zu niedrig) deutlich. Sowohl der niedrige Kupfer- als auch der niedrige Natriumspiegel im Blut sind weitere Hinweise auf eine funktionelle Einschränkung der Nierenleistung. Emotional haben die Nieren einen Bezug zur Partnerschaft und zur Lebensenergie. Beide oder eines der beiden Themen belastet den Nierenfunktionskreis.

## Die Bauchspeicheldrüse – das Doppelorgan

Versteckt zwischen Leber, Magen und linker Niere liegt in Ihrem Oberbauch die Bauchspeicheldrüse. Das »Pankreas«, so der medizinische Fachbegriff, ist ein Doppelorgan mit zwei wichtigen Funktionen: Es produziert Enzyme für den Verdauungstrakt und die für den Kohlenhydratstoffwechsel so wichtigen Hormone Insulin und Glukagon. Die Verdauungsenzyme der Bauchspeicheldrüse spalten Eiweiße, Kohlenhydrate und Fette der Nahrung in deren Grundbestandteile, damit sie von der Schleimhaut im Darm aufgenommen werden können.

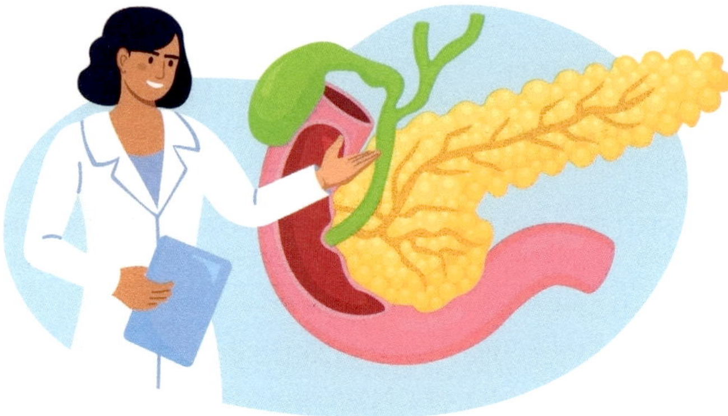

## Amylase

**28 – 100 U/l im Serum**

Amylase ist ein Verdauungsenzym, das langkettige Kohlenhydrate (Stärke) aus der Nahrung in kleine Bruchstücke bis hin zum Zweifachzucker Maltose aufspaltet. Ein Anstieg der Amylase im Blutserum ist kein sicheres Indiz für eine Bauchspeicheldrüsenerkrankung, da das Enzym auch in anderen Geweben des Körpers produziert wird. Dazu zählen die Ohrspeicheldrüse, die Eierstöcke, die Hoden und die Lunge. Aus diesem Grund werden immer Amylase und Lipase gemeinsam im Blutserum untersucht. Darüber hinaus besteht die Möglichkeit, die Bauchspeicheldrüsenaktivität über das Enzym Pankreas-Elastase-1 im Labor zu bestimmen.

### Erhöhte Amylasewerte

Ein erhöhter Amylasespiegel im Blutserum kann verschiedene Ursachen haben, die mit einer entsprechenden Symptomatik einhergehen:

- akute Bauchspeicheldrüsenentzündung (Pankreatitis)
- akuter Schub einer chronischen Bauchspeicheldrüsenentzündung
- bei Verlegung des Ausführungsgangs durch einen Gallenstein oder Darmverschluss
- Ohrspeicheldrüsenentzündung (Parotitis) bei Mumps oder Verlegung des Ausführungsgangs durch einen Speichelstein
- Eierstock- und Eileiterentzündung (Ovaritis) oder Hodenentzündung (Orchitis)
- Tumore der Bronchien, Eierstöcke und Hoden führen selten zu einem Anstieg der Amylase (der Wert ist allerdings in die Ausschlussdiagnostik mit einzubeziehen).
- zu Beginn der Wechseljahre der Frau (leichter Anstieg)
- Nierenschwäche

Eine Amylaseerhöhung im Serum ohne klinische Zeichen kann ein Hinweis auf das Vorliegen eines Makroenzyms sein. Dabei verbinden sich Amylasemoleküle mit Eiweißen, die wegen ihrer Größe nicht über die Nieren ausgeschieden werden können. In diesem Fall sind Lipase und Pankreas-Elastase im Blutspiegel normal.

### Erniedrigte Amylasewerte

In der Literatur gibt es für eine reduzierte Amylase keine Beschreibung. Meiner Erfahrung nach liegen bei niedrigen Werten häufig Symptome wie Blähungen oder weicher, klebriger Stuhlgang vor. Das sind Hinweise auf eine Bauchspeicheldrüsenunterfunktion.

## Lipase

13 – 60 U/l im Serum

Die Lipase ist ein Enzym, das im Dünndarm die mit der Nahrung aufgenommenen Fette spaltet. Es wird ausschließlich in der Bauchspeicheldrüse gebildet und mit dem Verdauungssaft in den Dünndarm abgegeben.

### Erhöhte Lipasewerte

Bei einer gesunden Bauchspeicheldrüse gelangt nur ein geringer Anteil der Enzyme ins Blut. Ist der Anteil größer, weist das auf eine Erkrankung der Bauchspeicheldrüse hin. Das zeigt sich durch sehr starke Schmerzen im Oberbauch. Ursachen können sein:

- akute oder chronische Bauchspeicheldrüsenentzündung
- akuter Schub einer chronischen Bauchspeicheldrüsenentzündung
- Darmverschluss
- Gallenblasenentzündung oder Gallenwegsprobleme wie Gallensteine
- Nierenschwäche

### Erniedrigte Lipasewerte

Wie bei der Amylase gibt es für reduzierte Lipasewerte in der labormedizinischen Literatur keine Hinweise. Neben der bereits beschriebenen Bauchspeicheldrüsenunterfunktion kommen als häufigste Ursachen eine chronische Bauchspeicheldrüsenentzündung und eine zystische Fibrose (Krankheitsbild der Mukoviszidose) in Betracht.

## Pankreas-Elastase

< 3,5 mg/ml im Serum

Die Pankreas-Elastase wird ausschließlich in der Bauchspeicheldrüse gebildet. Wegen der langen Halbwertzeit im Serum lassen sich Entzündungsschübe dieses Organs noch nach mehreren Tagen nachweisen. Zudem können erhöhte Werte im Rahmen einer schweren Niereninsuffizienz oder schweren Lebererkrankung vorliegen.

## Analoge Bedeutung der Bauchspeicheldrüse

Die Bauchspeicheldrüse wird durch das weit verzweigte Netzwerk des Solarplexus beeinflusst, der Ihnen vielleicht besser als das »Sonnengeflecht« oder das »dritte Chakra« bekannt ist. Dieser Bereich ist das Zentrum Ihres Selbstverständnisses, der Sitz Ihrer persönlichen Macht, Kraft und vor allem Ihres Selbstvertrauens. Hier werden die Herausforderungen des Lebens nicht nur verdaut, sondern auch Informationen und Erfahrungen verarbeitet, um sie in nützliche Erkenntnisse und somit in Energie zu transformieren.

Über den Solarplexus wird – oft unbewusst – die emotionale Verbindung zu anderen Menschen hergestellt. Jede Interaktion, ob privat oder im Geschäftsleben, trägt eine emotionale Komponente in sich. Ist Ihr Lipasewert erhöht, weist das auf einen emotionalen Rückstau hin, durch den Sie Schwierigkeiten haben, Ihre positiven Gefühle zum Ausdruck zu bringen. Möglicherweise haben Sie nie gelernt, diese zu kommunizieren, oder es mangelt Ihnen an einem passenden Gegenüber.

Ein verringerter Lipasewert hingegen deutet auf eine Unterfunktion im Bereich des Sonnengeflechts hin. In einem solchen Fall fehlt Ihnen der Zugang zu Ihren eigenen Emotionen, und Sie nehmen die Welt vorwiegend mit Ihrem Verstand wahr. Dies schränkt womöglich Ihre Fähigkeit ein, sich zu Herzensangelegenheiten zu äußern und sie authentisch zu kommunizieren.

## Laborbeispiele für Pankreaswerte

| | Blutwert | Gemessener Wert | | | | Referenzbereich | Gemessener Wert im Referenzbereich |
|---|---|---|---|---|---|---|---|
| 1 | Amylase | s | | 41 | U/l | 28-100 | |
| | Lipase | s | | 28 | U/l | 13-60 | |
| 2 | Amylase | s | | 75 | U/l | 28-100 | |
| | Lipase | s | ▲ | 73 | U/l | 13-60 | |
| 3 | Amylase | s | ▲ | 127 | U/l | 28-100 | |
| | Lipase | s | | 48 | U/l | 13-60 | |

In diesem Befund werden drei unterschiedliche Szenarien der Verhältnisse von Amylase zu Lipase dargestellt:

**Beispiel 1** entspricht einer leichten Unterfunktion der Bauchspeicheldrüse (Amylase- und Lipasewerte sind erniedrigt). Längeres Kauen und/oder Bitterstoffe können zu einer besseren Aktivität der Bauchspeicheldrüse führen.

**Beispiel 2** entspricht einer Stauung in der Bauchspeicheldrüse. Bei einer Entzündung sind die Entzündungsmarker im Laborbefund erhöht.

**Beispiel 3** zeigt, dass die Bauchspeicheldrüse nicht betroffen ist, die leicht erhöhte Amylase spricht eher für ein Problem der Gonaden (Eierstöcke oder Hoden).

Die Bedeutung der Labortwerte der Bauchspeicheldrüse im Kohlenhydratstoffwechsel erläutere ich im Abschnitt »Stoffwechsel« (S. 96).

## Das Herz – Pumpe oder Sinnesorgan?

Das Herz besitzt seit Jahrhunderten eine kulturübergreifende symbolische Kraft als Sitz der Seele und der Gefühle. In der Traditionellen Chinesischen Medizin wird hier die Verbindung zwischen Geist und Körper verortet. In der westlichen Medizin wird das Herz auf seine Leistung reduziert: Täglich pumpt es ca. 8000 Liter Blut durch den Körper, indem es sich 70-mal oder öfter in der Minute zusammenzieht und wieder entspannt.

Vor einigen Jahren entdeckten Neurowissenschaftler, dass das menschliche Herz ein eigenes, unabhängiges Nervensystem hat, das komplexer ist als das des Gehirns. Es ist auch der stärkste Sender für elektromagnetische Wellen, die sich energetisch auf Ihr Umfeld auswirken, gleich, ob Sie sich dessen bewusst sind oder nicht. Sie können über das Herz die Gefühle, Stimmungen und Einstellungen anderer Menschen wahrnehmen, weil es sowohl an seine Umgebung sendet als auch aus ihr empfängt. Die Kraft des Herzens ist sogar so stark, dass sie sich noch in vielen Metern Entfernung nachweisen lässt. Messungen des kalifornischen HeartMath-Instituts belegen, dass das elektrische Feld des Herzens bis zu 100-mal und sein magnetisches Feld sogar bis zu 5000-mal stärker sind als die des Gehirns. In diesem Zusammenhang wurde entdeckt, dass das Herz eine vom Gehirn unabhängige, eigene Entscheidungsinstanz darstellt. Die Forscher in Kalifornien sind sich sicher: Diese Herzintelligenz verbindet den Intellekt mit den

Emotionen. Wer in der Lage ist, sie zu nutzen, kann besser mit seinen Gefühlen umgehen – und lebt gesünder.

Ihr Herzrhythmus verändert sich sofort, wenn Sie sich auf Ihr Herz konzentrieren. So verbessern gerade positive Emotionen wie Liebe, Wertschätzung oder Anteilnahme Ihre Herzfrequenz. Negative Emotionen hingegen können Sie krank machen. Sie lassen Ihren Spiegel des Stresshormons Cortisol im Blut chronisch ansteigen. Die Folge: Gehirnzellen nehmen Schaden, die Knochendichte reduziert sich, Fett wird schneller eingelagert, und die Herzfrequenz kommt ins Ungleichgewicht.

So, wie die Sonne mit ihrem Steigen und Sinken den natürlichen Kreislauf auf dieser Erde bestimmt, ist es in Ihrem Organismus das Herz, das Ihre körperlichen Rhythmen koordiniert und integriert. Herzrhythmusstörungen sind nicht immer primär eine Erkrankung des Herzens, sondern auch Ausdruck eines Ungleichgewichts im Rhythmus von Körper, Seele und Geist.

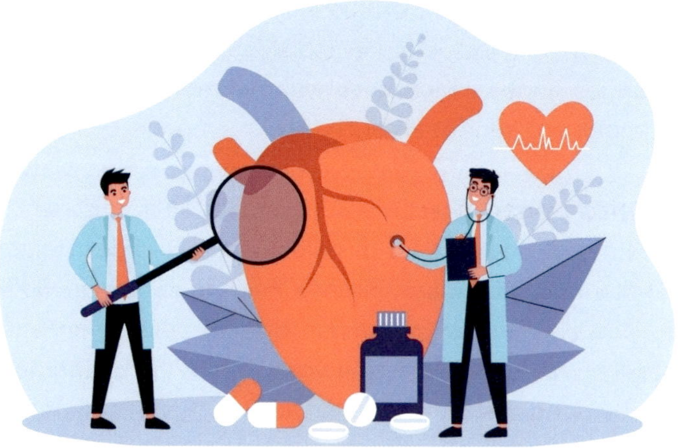

Im Routinelabor der Schulmedizin spielt das Herz keine Rolle. Herzenzyme werden nur dann bestimmt, wenn Verdacht auf einen akuten Herzinfarkt besteht. Zur Früherkennung von Herzrhythmusstörungen und Herzschwäche gibt es jedoch einige interessante Laborparameter, deren Untersuchung sich lohnt.

## Homocystein

**bis 14 Jahre <10 µmol/l |**
**14 bis 65 Jahre <15 µmol/l | ab 65 Jahre <20 µmol/l**

Homocystein ist ein Zwischenprodukt des Aminosäurestoffwechsels. Dieses entsteht während des Abbaus der essenziellen Aminosäure Methionin zu Cystein und erfüllt im Stoffwechsel zahlreiche Funktionen. Wenn der Homocysteinspiegel im Blut ansteigt, dient er nicht nur als gewöhnlicher Laborwert – er verwandelt sich in ein potenzielles Warnsignal für vielfältige Gesundheitsprobleme.

Medizinisch betrachtet, wird ein erhöhter Homocysteinspiegel mit einem gesteigerten Risiko für Herz-Kreislauf-Erkrankungen, Schlaganfälle, Diabetes mellitus und neurodegenerative Erkrankungen in Verbindung gebracht.

### Erhöhte Homocysteinwerte

Ein erhöhter Wert könnte folgende Ursachen haben:

- ein Mangel an Folsäure, Vitamin B2, B6 und B12 (hängt oft mit einer zu alkalischen Darmumgebung zusammen)
- Medikamente, die als Folsäureantagonisten wirken, z. B. Antiepileptika
- ungesunde Gewohnheiten, z. B. Rauchen
- chronisches Nierenversagen

## Erniedrigte Homocysteinwerte

Während ein erhöhter Homocysteinspiegel klar definierte gesundheitliche Implikationen hat, werden erniedrigte Werte oft als weniger bedeutsam erachtet. Doch es ist wichtig, sie nicht zu ignorieren. Ein abnormr niedrige Homocysteinspiegel könnte auf eine Überdosierung von B-Vitaminen hinweisen oder eine genetische Besonderheit widerspiegeln, was den Homocysteinstoffwechsel beeinflusst.

## Analoge Entsprechung

**Erhöhte Werte** stehen symbolisch für aufgestaute emotionale Belastungen oder für unterdrückte Konflikte, die in Ihrem inneren wirken, ähnlich wie toxische Stoffwechselprodukte im Blut. Sie sind ein Hinweis darauf, dass es an der Zeit ist, dass Sie alte Muster loslassen und Ihren inneren Raum für heilende Gedanken und nährende Erfahrungen öffnen.

**Ein zu niedriger Homocysteinspiegel** hingegen steht analog dafür, dass Sie nicht Ihr volles Potenzial ausschöpfen oder vielleicht sogar wichtige Aspekte Ihres Selbst oder Ihrer Persönlichkeit unterbewerten. Er deutet darauf hin, dass es an der Zeit ist, dass Sie sich selbst mehr fordern und Ihr inneres Wachstum fördern.

Indem Sie diese Werte im Auge behalten und sowohl körperlich als auch seelisch für Ausgleich sorgen, pflegen Sie Ihre Gesundheit in ihrer Ganzheit. Diese integrative Sichtweise ermöglicht es Ihnen, bewusster zu leben und Ihre körperliche wie auch Ihre seelische Gesundheit zu stärken.

## Hydroxybutyrat-Dehydrogenase (HBDH)

**72 – 182 U/l**

Das Isoenzym HBDH gehört in der klinischen Labormedizin zum Repertoire der Herzinfarktdiagnostik. Etwa sechs bis zwölf Stunden nach einem Infarkt steigt der Wert im Serum an. Nach meiner Erfahrung finden sich auch bei Patienten mit Herzrhythmusstörungen und Blutarmut (Anämien) erhöhte Werte.

## Troponin T high sensitive

**< 14 pg/ml**

Troponin ist ein Eiweißbaustein der Muskelfasern im Herzen. Im Rahmen eines Herzinfarkts kommt es aufgrund der Zerstörung der Muskulatur innerhalb von vier Stunden zum Troponin-Anstieg im Blut, erreicht nach 24 Stunden ein Maximum und sinkt innerhalb von 10 bis 14 Tagen.

Bei Symptomen, die auf einen Herzinfarkt hindeuten, wird das Troponin im Blut untersucht. Dazu gehören:

- heftige, oft ausstrahlende Brustschmerzen
- Schwächegefühl
- kalter Schweiß
- Übelkeit

Auch bei Verdacht auf Herzmuskelentzündungen ist das Troponin ein wichtiger Laborwert.

## Creatin-Kinase – CK und CK-MB

| | |
|---|---|
| CK | Männer < 190 U/l \| Frauen < 170 U/l |
| CK-MB | Männer < 25 U/l \| Frauen < 25 U/l |

Das Enzym Creatin-Kinase (CK) befindet sich in den Herzmuskelzellen der quergestreiften Muskulatur (Skelettmuskeln) und der glatten Muskulatur (innere Organe). Es wird bei Zellschädigungen freigesetzt, was zu einem Anstieg im Blutserum führt.

Zu einer besseren Bestimmung sollte bei erhöhten Werten eine Differenzierung der Creatin-Kinase durchgeführt werden. Die Creatin-Kinase unterteilt sich in zwei Untereinheiten: CK-MM bezieht sich hauptsächlich auf die Skelettmuskulatur, CK-MB auf den Herzmuskel.

### Erhöhte Creatin-Kinasewerte (CK und CK-MB)

Eine erhöhte Creatin-Kinase im Serum kann folgende Ursachen haben:

- körperliche Anstrengung (Sport oder schwere körperliche Arbeit)
- Injektion in den Muskel
- Operation oder Entbindung
- Muskelfaserriss
- epileptischer Anfall
- Muskelschwund
- hochgradige Verbrennungen
- Herzinfarkt (CK-MB frühestens vier Stunden nach Beginn erhöht)
- Herzmuskelentzündung (CK-MB erhöht)

Ist CK im Laborbefund erhöht, sollte das CK-MB zusätzlich untersucht und dessen Anteil am Gesamtwert errechnet werden. **Erhöhte CK-MB-Werte** mit einem Anteil von über 6 % am Gesamt-CK sprechen für Herzmuskelschäden, deren Ursache ein Herzinfarkt oder eine Herzmuskelentzündung sein kann.

### Erniedrigte Creatinin-Kinasewerte

Erniedrigte CK-Werte haben keine medizinische Bedeutung. Aus ganzheitlicher Sicht könnte es sich allerdings um einen verminderten Muskelstoffwechsel oder mangelnde Muskelaktivität handeln.

## BNP (Brain natriuretic Peptide)

< 238 pg/ml

BNP ist ein Protein, das von den Herzmuskelzellen produziert wird und eine wichtige Rolle bei der Regulierung des Wasserhaushalts und des Blutdrucks spielt. Es wird aber auch freigesetzt, wenn die Herzleistung zu schwach ist und sich Blut zurückstaut. Damit ist es ein empfindlicher Marker für eine Herzschwäche. Gemessen wird aber nicht das BNP selbst (da es schnell abgebaut wird), sondern das Abfallprodukt NT-proBNP.

### Erhöhte BNP-Werte

Ursachen für erhöhte BNP-Werte im Blut können sein:

- Herzschwäche (auch als »Altersherz« bezeichnet)
- Herzklappenprobleme, die zu einem Rückstau des Blutes führen
- schwerer Bluthochdruck, der dazu führt, dass das Herz gegen einen erhöhten Widerstand pumpen muss

- Ein akuter Herzinfarkt kann vorübergehend zu erhöhten BNP-Werten führen.

**Erniedrigte BNP-Werte**
Erniedrigte BNP-Werte können auf eine gesunde Herzfunktion hinweisen.

## Mikronährstoffe im Vollblut

Im Rahmen der Herzgesundheit ist es erforderlich, die vier Mikronährstoffe Kalium, Natrium, Calcium und Magnesium zu untersuchen. **Hohe Kaliumwerte** können zu Muskelschmerzen, Muskelschwäche, Lähmungserscheinungen bis hin zu Herzrhythmusstörungen (zu langsamer Herzschlag) mit möglichem Herzstillstand führen. Aber auch **zu wenig Kalium** fördert Muskelschwäche und Herzrhythmusstörungen (zu hoher Herzschlag). Der Gegenspieler von Kalium ist Natrium. **Magnesium** sorgt dafür, dass sich die Muskulatur der Blutgefäße ausweitet. **Calcium** ist der Gegenspieler von Magnesium. Insbesondere Menschen mit Herzrhythmusstörungen sollten für einen optimalen Kalium- und Magnesiumspiegel sorgen. Das Mittel ZELL ACTIV von NewLife nutrition besteht ausschließlich aus diesen beiden Substanzen und unterstützt so die Herzgesundheit.

Weitere Ausführungen zu den erwähnten Mikronährstoffen finden Sie im Abschnitt »Mikronährstoffe« (S. 129).

## Leberbelastungen führen zu Herzbelastungen

Belastungen der Leber, insbesondere die Fettleber, führen zu Störungen der Herzfunktion. Aus diesem Grund gehört zur Herzuntersuchung auch der Leberstatus, wie er im Abschnitt »Leber und Gallenblase« (S. 40) beschrieben ist.

## Analoge Bedeutung des Herzens

Das Herz, der zentrale Akteur Ihres Gefühlslebens, spürt seelisches Leid, Schockzustände und Liebeskummer noch intensiver als der Rest Ihres Körpers. Diese emotionalen Zustände haben eine nachweisbare Wirkung auf die Leistungsfähigkeit Ihres Herzens. Es ist daher kein Wunder, dass neben medizinischen Interventionen die heilende Kraft zwischenmenschlicher Beziehungen eine bedeutende Rolle spielt. Ihr Kummer, ausgesprochen in der vertrauten Gegenwart eines nahestehenden Menschen, wird nicht nur hör-, sondern auch fühlbar. Die Erfahrung von Geborgenheit und Unterstützung ist im Angesicht von Herzschmerz von unschätzbarem Wert.

William Shakespeare drückte es mit seiner zeitlosen Weisheit so aus: »Der Kummer, der nicht spricht, nagt leise an dem Herzen, bis es bricht.« Diese Worte unterstreichen die Notwendigkeit, Schmerz und Trauer auszudrücken, denn ungesagte Worte können das Herz mit einer Last belegen, die schwer wiegt und unbemerkt an Ihnen nagt.

## Laborbeispiel für Herzwerte

| Blutwert | Gemessener Wert | | | | Referenzbereich | Gemessener Wert im Referenzbereich |
|---|---|---|---|---|---|---|
| HBDH | S | | 149 | U/l | 72-182 | |
| CK gesamt (CK-NAC) | S | | 45 | U/l | < 190 | |
| CK-MB | S | | 9 | U/l | < 25 | |
| BNP | E | ▲ | 2828 | pg/ml | < 238 | |
| Troponin T hs | S | ▲ | 40 | pg/ml | < 14 | |
| Homocystein i.S. | S | ▲ | 28.0 | µmol/l | < 20.0 | |
| Kreatinin | S | ▲ | 1.40 | mg/dl | 0.70-1.20 | |
| Cystatin C im Serum | S | ▲ | 1.83 | mg/l | 0.53-0.95 | |
| Glom. Filtrationsrate (CKD-Epi) | S | ▼ | 32 | ml/min | 80-160 | |
| Kalium (Vollblut) | LH | | 1580 | mg/l | 1573-2092 | |
| Natrium (Vollblut) | LH | ▲ | 2252 | mg/l | 1706-2170 | |
| Calcium (Vollblut) | LH | ▲ | 79.8 | mg/l | 55.6-78.8 | |
| Magnesium (Vollblut) | LH | | 33.2 | mg/l | 31.7-44.0 | |

Bei diesem Befund handelt es sich um einen älteren Patienten mit einer deutlichen Herz- und Nierenschwäche (Herz- und Niereninsuffizienz). Erhöhtes BNP weist auf Herzmuskelschwäche und Troponin auf Herzmuskelschäden hin. Beide Werte sind im Blut auch dadurch erhöht, dass gleichzeitig eine Nierenschwäche vorliegt, was daran erkennbar ist, dass Kreatinin und Cystatin C erhöht sind sowie Glomuläre Filtrationsrate erniedrigt ist. Das im Befund erhöhte Homocystein ist ein Hinweis auf ein gesteigertes Risiko für Herz-Kreislauf-Erkrankungen. Der Mangel an Kalium und Magnesium im Verhältnis zu Natrium und Calcium (beide erhöht) verstärkt die Nieren- und Herzschwäche.

## Der Darm – die Wurzel der Gesundheit

Ein gesunder Darm erfüllt zwei unterschiedliche Funktionen: Er ist für die Aufnahme von Nährstoffen, Vitaminen und Spurenelementen zuständig und muss dafür sorgen, dass keine Krankheitskeime oder Schadstoffe in Ihren Organismus gelangen. Das sind zwei völlig gegensätzliche Herausforderungen, die Ihr Darm stets aufs Neue bewältigen muss. Um ihn gesund zu erhalten, arbeiten Schleimhaut, Immunsystem, Bakterienflora und das Darm-Nervensystem als eine Einheit zusammen.

Die **Auslöser für Darmstörungen** liegen immer vor dem Darm. Dazu gehören:

- **Nahrungsmittel und Ernährungsweise:** Häufig wird zu schnell, zu viel, zu oft und zu hochkalorisch gegessen, und es werden Nahrungsmittel gewählt, die der individuelle Stoffwechsel nicht verarbeiten kann.
- **Dauerstress:** Ständiger Druck ist die häufigste Ursache für eine degenerative Darmbarrierestörung (Abbau des Darmschutzes) ohne Entzündungszeichen.
- **Funktionsstörungen:** Magen, Leber/Gallenblase und Bauchspeicheldrüse haben keine ausreichende Aktivität (Drüsenschwäche).
- **Intoxikationen:** Umweltbelastungen und Alkohol dürfen bei der Betrachtung von Darmbarrierestörungen nicht übersehen werden.

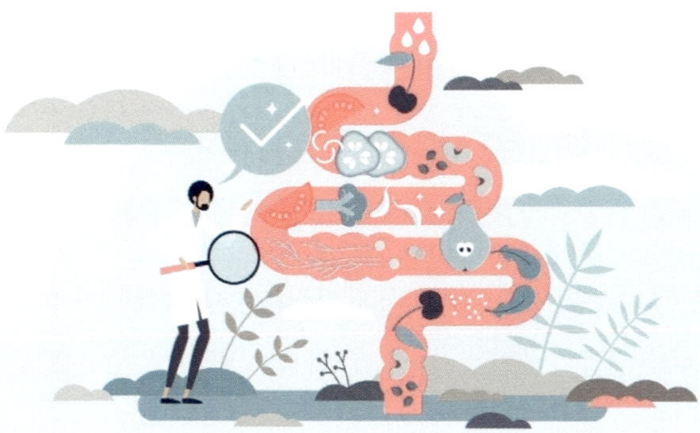

Sinnbildlich hat der Darm für den Menschen dieselbe Funktion wie die Wurzeln für einen Baum. Der Zustand des Verdauungstraktes ist für die Gesamtgesundheit von größter Wichtigkeit. Ob der Darm in einem guten Zustand ist, kann im Labor über verschiedene Parameter im Blut und im Stuhl untersucht werden. Ich bevorzuge die Darmuntersuchung über das Blut, da es eine gleichbleibende Ausgangssubstanz darstellt und wichtige Parameter für die Ursache einer Störung nur im Blut erkennbar sind.

Eine erhöhte Durchlässigkeit kann direkt über die Blutparameter Zonulin für die entzündliche und I-FABP für die degenerative Darmbarrierestörung untersucht werden. Weitere sekundäre Parameter aus dem Stoffwechsel ergänzen die Diagnostik.

## Zonulin

**im Serum 20,0 – 38,0 ng/ml**

Zonulin ist ein Eiweiß, das von den Darmepithelzellen produziert wird und die Durchlässigkeit der Darmwand reguliert. Die Messung des Wertes im Blut gibt Aufschluss darüber, wie gut die Darmbarriere funktioniert.

### Erhöhte Zonulinwerte

Zonulin wird vermehrt bei Entzündungen der Darmwand freigesetzt. Dadurch erhöht sich der Spiegel im Serum. Die erhöhte Durchlässigkeit der Darmbarriere wird auch als »Leaky-Gut-Syndrom« bezeichnet. Auslöser dafür können sein:

- Nahrungsmittel, die nicht zum individuellen Stoffwechsel und Immunsystem passen

- grundsätzlich kritische Nahrungsmittel wie Weizen, Kuhmilch und deren Produkte, Soja, einige Nachtschattengewächse und individuell je nach Stoffwechselprägung auch einige Hülsenfrüchte
- chronischer Stress

### Erniedrigte Zonulinwerte

Ursachen für erniedrigte Zonulinwerte können sein:

- intakte Darmbarriere
- Malassimilationssyndrom (Aufnahmestörung der Darmbarriere)
- degenerative Darmbarriere aufgrund einer chronischen Entzündung oder toxischen Belastung (In diesem Fall wäre dann das I-FABP (Intestinal-type fatty acid-binding protein) im Laborbefund erhöht.)

## I-FABP

**im Serum 575 – 1362 pg/ml**

Neben dem Zonulin kann das im Zytoplasma der Darmepithelzellen gebildete intestinale fettsäurebindende Protein, als I-FABP (Intestinal-type fatty acid-binding protein) abgekürzt, im Serum bestimmt werden. I-FABP ist zu 100 % für den Darm spezifisch.

### Erhöhte I-FABP-Werte

Wird die Darmschleimhaut geschädigt, wird I-FABP freigesetzt und ist im Serum messbar (nicht im Stuhl).

### Erniedrigte I-FABP-Werte

Reduzierte oder niedrige I-FABP-Werte haben keine diagnostische Relevanz.

## Laborbeispiel für Darmbarrierestörungen – direkt

| | Blutwert | | Gemessener Wert | | Referenzbereich | Gemessener Wert im Referenzbereich |
|---|---|---|---|---|---|---|
| 1 | Zonulin im Serum | | ▲ 44.0 | ng/ml | 20.0-38.0 | |
| | I-FABP | s | ▼ 483.00 | pg/ml | 575.18-1362. | |
| 2 | Zonulin im Serum | s | ▼ 15.2 | ng/ml | 20.0-38.0 | |
| | I-FABP | s | ▲ 5784.6 | pg/ml | 575.2-1362.4 | |

Beide Laborbefunde weisen auf ein Leaky-Gut-Syndrom hin. In Beispiel 1 ist nur das Zonulin erhöht. Das ist ein Hinweis auf eine entzündliche Darmbarrierestörung. In Beispiel 2 sehen wir eine degenerative Darmbarrierestörung, bei der die Darmepithelien nur noch wenig Zonulin produzieren (I-FABP erhöht).

## Sekundäre Laborparameter aus dem Stoffwechsel mit Hinweis auf Darmstörungen

Unklare Darmbeschwerden oder Erkrankungen, die mit dem Darm in Verbindung stehen, finden ihren Ausgangspunkt häufig in der individuellen Ernährungs- und Lebensweise. In einer umfangreichen Vital- und Stoffwechselanalyse sind die Auswirkungen frühzeitig erkennbar. Im Blutlabor gibt es einige Parameter, die nach der Sichtweise von »Labor ganzheitlich« mit Darmbelastungen in Verbindung stehen.

- **Immunsystem:** Erniedrigte Leukozyten gehen fast immer mit Störungen der Darmbarriere einher.
- **Alkalischer Darm:** Das Darmmilieu sollte leicht sauer sein. Ist es das nicht, besteht eine Darmbarrierestörung. Erkennbar ist das an erniedrigten roten Blutkörperchen (Erythrozyten),

erhöhtem MCV, Vitamin-B-Mangel und erhöhtem Harnstoff. Die Einnahme von Protonenpumpenhemmern begünstigt einen alkalischen Darm.

- **Leber:** Leberstörungen sind im Laborbefund erkennbar am erhöhten Gamma-GT, erhöhter oder erniedrigter Cholinesterase, erhöhter alkalischer Phosphatase oder erhöhtem GLDH.
- **Bauchspeicheldrüse:** Diese hat eine Unterfunktion, wenn Lipase und Amylase erniedrigt sind, oder einen Stau, wenn Lipase erhöht ist.
- **Niere:** Eine Schwäche der Nierenleistung ist erkennbar an einem erhöhten Cystatin C bzw. einer reduzierten Glomerulären Filtrationsrate (GFR).

Die beiden wichtigsten Aspekte für die Behandlung einer Darmbarrierestörung sind Ernährung und, die »Macht der Pausen« zu nutzen. In der Praxis haben sich die beiden Ernährungskonzepte von »gesund + aktiv« (basiert auf Laborwerten) und »healthy balance« (basiert auf Fitnesswerten) bewährt. Beide berücksichtigen die individuelle genetische und epigenetische Stoffwechselprägung.

Zur Darmreinigung, Drüsenaktivierung und zum Aufbau der Darmepithelien eignen sich die Mikronährstoffkombinationen COLO ACTIV, GLUTAMIN ACTIV und INTEST BALANCE von NewLife nutrition.

## Analoge Bedeutung des Darms

In der ganzheitlichen Medizin wird der Darm oft als das »zweite Gehirn« bezeichnet, eine Anerkennung seiner tiefgreifenden Verbindung mit unseren Emotionen und unserem geistigen Zustand.

Dieses weit verzweigte Organ ist nicht nur zuständig für Ihre Verdauung und die Nährstoffaufnahme, sondern auch für das Wohlbefinden Ihrer inneren Welt. Die Darmflora, ein komplexes Ökosystem von Mikroorganismen, ist ein Spiegelbild der äußeren Einflüsse, denen Sie ausgesetzt sind, sowie Ihrer inneren Gefühlswelt.

Die sprichwörtliche »Bauchentscheidung« weist darauf hin, wie sehr unsere Intuition mit der Gesundheit und Reaktion unseres Darms verbunden ist. Die Fähigkeit, auf das Bauchgefühl zu hören, ist eng verknüpft mit einem ausgeglichenen Verdauungssystem. Wenn Sie sich in einer Situation des emotionalen Unbehagens oder Stresses befinden, kann sich das direkt auf die Darmfunktion auswirken, etwa in Form von Reizdarm oder Blähungen.

Die Darmgesundheit spiegelt oft auch Ihre Fähigkeit wider, das Leben zu »verdauen« – Erfahrungen zu verarbeiten, mit Veränderungen umzugehen und das loszulassen, was Ihnen nicht länger dient. Ein harmonischer Darm steht somit symbolisch für Ihre Fähigkeit, das Leben zu akzeptieren und zu lernen. Umgekehrt kann ein unausgeglichener Darm darauf hinweisen, dass Sie Schwierigkeiten haben, bestimmte Lebensereignisse oder Emotionen zu verarbeiten.

So wie Ihr Darm Abfallstoffe ausscheidet und dem Stoffwechsel nur das Wertvolle zur Verfügung stellt, kann er auch als Metapher für die psychische Fähigkeit stehen, sich von negativen Gedankenmustern und überholten Glaubenssätzen zu befreien. Ist Ihr Darm gesund, symbolisiert das Ihre Bereitschaft, sich zu erneuern und zu regenerieren. Es weist auch auf Ihre Fähigkeit hin, sich Herausforderungen zu stellen.

## Laborbeispiel für Darmbarrierestörungen – indirekt

| | Blutwert | | | Gemessener Wert | | Referenzbereich | Gemessener Wert im Referenzbereich |
|---|---|---|---|---|---|---|---|
| Immunsystem | Leukozyten | E | | 5.0 | /nl | 3.9-10.2 | |
| alkalischer Darm | Erythrozyten | E | ▼ | 4.4 | /pl | 4.6-6.0 | |
| | MCV | E | ▲ | 98 | fl | 80-95 | |
| | Vitamin B12 | S | ▼ | 207 | pg/ml | 400-771 | |
| | Harnstoff | S | | 43.0 | mg/dl | 16.6-48.5 | |
| Leber | Gamma-GT | S | ▲ | 145 | U/l | < 60 | |
| | Cholinesterase | S | | 12.70 | U/ml | 5.32-12.92 | |
| | Alk.Phosphatase | S | | 105 | U/l | 40-129 | |
| | GLDH | S | ▲ | 10.8 | U/l | < 6.4 | |
| Bauchspeicheldrüse | Amylase | S | | 44 | U/l | 28-100 | |
| | Lipase | S | | 26 | U/l | 13-60 | |
| Niere | Cystatin C im Serum | S | ▲ | 1.30 | mg/l | 0.53-0.95 | |
| | Glom. Filtrationsrate (CKD-Epi) | S | ▼ | 56 | ml/min | 80-160 | |

Nach der Sichtweise von »Labor ganzheitlich« weisen alle abgebildeten Laborparameter auf eine Darmbarrierestörung hin. Sie treten im Laborbefund häufig zusammen auf, können aber auch einzeln als Hinweis gewertet werden. Dazu gehören:

- Immunsystem: niedrige Leukozyten
- alkalischer Darm: Erythrozyten niedrig, MCV erhöht, Vitamin-B12-Mangel, Harnstoff erhöht
- Leberwerte: Gamma-GT, Cholinesterase, alkalische Phosphatase und GLDH erhöht
- Bauchspeicheldrüsenwerte: Amylase und Lipase niedrig
- Nierenwerte: Cystatin C erhöht, Glomeruläre Filtrationsrat erniedrigt

# Die Schilddrüse – kleines Organ mit großer Wirkung

Die Schilddrüse ist eines der kleinsten, aber wichtigsten Organe in Ihrem Körper. Wie zwei Schmetterlingsflügel schmiegen sich die beiden Schilddrüsenlappen unterhalb des Kehlkopfs an Ihre Luftröhre.

Die Schilddrüsenhormone sind für unzählige Stoffwechselprozesse zuständig. Sie regulieren den Fett- und Kohlenhydratstoffwechsel, sorgen für die Wiederaufnahme von Glukose, regeln den Wärme- und Energiehaushalt, sind an der Eiweißzusammensetzung beteiligt, steuern die Entwicklung des zentralen Nervensystems, regulieren die Herzfrequenz und spielen bei der Skelettreifung und der Genitalausbildung von Kindern eine große Rolle. Zusätzlich stimulieren sie die Sauerstoffaufnahme der Zellen fast aller Gewebe. In der anthroposophischen Menschenkunde wird dieser Drüse eine Art von Gehirnfunktion – d.h. eine regulatorische Aufgabe – zugeordnet.

Die Schilddrüse hat ihren Sitz direkt vor dem Kehlkopf, dem Sprachorgan. Daraus ergibt sich eine enge Beziehung zu Sprache und Kommunikation. In psychosomatischer Hinsicht steht die Schilddrüse für Ihre Fähigkeit, Ihre Bedürfnisse, Ihre inneren Empfindungen und Gefühle durch Worte zum Ausdruck zu bringen. Sie wird aber auch damit assoziiert, die innere Bestimmung zu leben und sich selbst treu zu bleiben.

Die Schilddrüse zeigt sich sowohl bei einer Über- als auch bei einer Unterfunktion als Spiegel der Emotionen. Seelische Reifungsstörungen zwischen dem 9. und dem 12. Lebensjahr haben besonderen Einfluss auf die Schilddrüsenaktivität. Aus anthroposophischer Sicht ist diese Zeit die sogenannte **Rubikonphase,** in der das Kind sein ganz eigenes Identitätsgefühl entwickelt. Es stellt entsprechende Fragen, etwa, ob es nach seiner Geburt nicht vielleicht vertauscht worden sei oder was wäre, wenn die Mutter stürbe. Der Rubikon ist eine entscheidende Zeit, in der das Kind besonders viel Anerkennung benötigt. Die Stabilität der Familie und auch der erweiterten Lebensgemeinschaft ist hierbei essenziell. Anhaltende Sorgen, chronische Überforderung und ein Verlust an familiärem oder heimatlichem Rückhalt können den Grundstein einer **Hashimoto-Thyreoiditis** (Autoimmunerkrankung mit Tendenz zur Schilddrüsenunterfunktion) legen. In der Anamnese berichten Patienten oft von einem Wohnortwechsel, der sie belastete, da der Freundeskreis verlassen werden musste, von einer Überforderung durch Schulwechsel oder von Dauerstreit zwischen den Eltern. Bei der **Basedow-Hyperthyreose** (Autoimmunerkrankung mit Schilddrüsenüberfunktion) erscheint in den Erzählungen als Auslöser häufig ein plötzlicher Verlust an Geborgenheit, z. B. die Auflösung der häuslichen Gemeinschaft durch den Tod eines Elternteils oder aufgrund der Trennung der Eltern. Es kann sich auch um eine frühe Umkehr in der Mutterbeziehung handeln, bei der die Mutter in Bezug auf das Tragen von Verantwortung zum Kind und das Kind zur Mutter wird. Wir finden dieses Phänomen bei Alkoholsucht und Depressionen. Solche Erlebnisse hinterlassen eine Gedächtnisspur im unbewussten Teil der Psyche.

Störungen der Schilddrüse können weitreichende Auswirkungen auf Ihre Gesundheit haben. Die häufigsten Probleme entstehen durch eine Über- oder Unterproduktion der Schilddrüsenhormone:

- **Hypothyreose (Unterfunktion):** Die Schilddrüse produziert nicht genug Hormone. Symptome können Müdigkeit, Gewichtszunahme, Kälteempfindlichkeit, trockene Haut und Haare sowie Gedächtnis- und Konzentrationsprobleme umfassen.

- **Hyperthyreose (Überfunktion):** In diesem Fall produziert die Schilddrüse zu viele Hormone. Symptome können Gewichtsverlust, Nervosität, Herzrasen, Schwitzen, Zittern und Schlafstörungen sein.
- **Autoimmunerkrankungen:** Hashimoto-Thyreoiditis (eine häufige Ursache der Hypothyreose) oder Morbus Basedow (verursacht oft Hyperthyreose), bei denen das Immunsystem die Schilddrüse angreift.
- **Schilddrüsenknoten und -krebs:** Knoten in der Schilddrüse sind meist gutartig, aber in einigen Fällen können sie auch bösartig sein.

Die Diagnose von Schilddrüsenerkrankungen erfolgt meist durch die Messung des Schilddrüsenhormonspiegels im Blut sowie durch bildgebende Verfahren. Manchmal werden Biopsien angeordnet, um die genaue Ursache der Störung zu identifizieren.

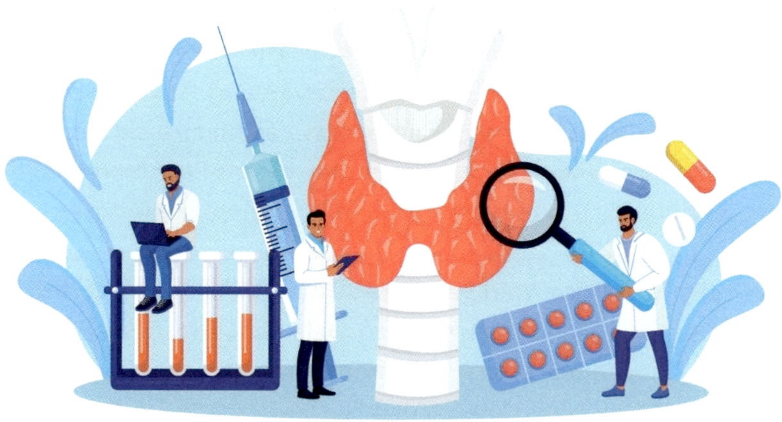

## Schilddrüsenstimulierendes Hormon (TSH)

**Erwachsene 0,35 – 2,50 µlU/ml**

Der Referenzbereich für das TSH ist bei den meisten Laboren mit 0,35–2,50 µlU/ml angegeben. Bis vor wenigen Jahren lag die Empfehlung noch bei 0,30–4,2 µlU/ml. Leider haben einige Labore diese Umstellung, die ich für richtig halte, nicht vorgenommen. Bitte berücksichtigen Sie das bei der Interpretation Ihres persönlichen Messwertes. Nach meiner Erfahrung, die mittlerweile von vielen Experten geteilt wird, kann bereits bei TSH-Werten von >2,00 µlU/ml von einer Schilddrüsenfehlfunktion ausgegangen werden.

Das Schilddrüsenstimulierende Hormon (TSH) wird von der Hirnanhangsdrüse (Hypophyse) im Gehirn ausgeschüttet und ist entscheidend für die Schilddrüsenfunktion. Es spielt eine zentrale Rolle bei der Regulierung der Aktivität, denn es regt sie an, die Hormone Thyroxin (T4) und Trijodthyronin (T3) zu produzieren und freizusetzen. Diese sind für die Steuerung des Stoffwechsels, der Körpertemperatur, des Herzschlags und der Energieproduktion im Körper verantwortlich.

TSH sorgt für das Gleichgewicht der Schilddrüsenhormone im Blut. Ein Feedback-Mechanismus zwischen Schilddrüse, Hypophyse und Hypothalamus passt die TSH-Ausschüttung an, um die Schilddrüsenfunktion je nach Bedarf des Körpers zu erhöhen oder zu verringern.

### Erhöhte TSH-Werte

Erhöhte TSH-Werte deuten häufig auf eine Unterfunktion der Schilddrüse hin (Hypothyreose). Der Körper signalisiert, dass nicht genügend schilddrüsenaktive Hormone vorhanden sind. Das veranlasst die Hypophyse dazu, mehr TSH zu produzieren, um wiederum die Schilddrüse zur Hormonproduktion anzuregen. Mögliche Ursachen für eine Hypothyreose können sein:

- Autoimmunerkrankungen wie Hashimoto-Thyreoiditis
- Eisen- oder Jodmangel
- Entfernung der Schilddrüse oder eine Schilddrüsenentzündung
- Unterfunktion der Nebenniere mit Mangel an Cortisol (Das inaktive Schilddrüsenhormon T4 wird nicht in das aktive T3 umgewandelt, sondern in das cortisolähnlich wirkende Hormon Reverse-T3.)
- Cholesterinsenker (Umwandlung der inaktiven Schilddrüsenhormone in ihre aktive Form wird blockiert)
- Stauungen in der Galle (Entsprechend der TCM wird die Gallenenergie von der Lungenenergie nach oben gezogen und belastet energetisch die Schilddrüse, was an einer unklaren und wenig modulierten Sprache erkennbar ist.)

### Erniedrigte TSH-Werte

Erniedrigte TSH-Werte können ein Hinweis auf eine Überfunktion der Schilddrüse sein (Hyperthyreose). Sie produziert zu viele Hormone, was zu einer Reduzierung der TSH-Ausschüttung führt, da der Körper versucht, die Schilddrüsenaktivität zu dämpfen. Ursachen für eine Hyperthyreose können sein:

- die Autoimmunerkrankung Morbus Basedow
- Schilddrüsenknoten (heiß)
- Hashimoto-Thyreoiditis (Schilddrüsenentzündung)
- Überdosierung von Schilddrüsenhormonen

## Schilddrüsenhormone T3 (Trijodthyronin) und T4 (Thyroxin)

**freies T3 (fT3) 2,0 – 4,2 pg/dl**
**freies T4 (fT4) 0,89 – 1,70 ng/dl**

Die Schilddrüsenhormone T3 und T4 liegen im Blut zu über 99 % in gebundener Form vor. Das wichtigste Bindungseiweiß ist das Thyroxinbindende Globulin (TBG). Im Körper biologisch aktiv sind jedoch ausschließlich die freien, ungebundenen Hormone. Diese werden »fT3« bzw. »fT4« genannt.

Obwohl die Schilddrüse erheblich mehr T4 als T3 herstellt, kommt dem T3 die größere Bedeutung zu. Es wird als das eigentlich stoffwechselwirksame Hormon angesehen. Deshalb wird es auch nicht nur in der Schilddrüse produziert, sondern kann bei Bedarf ebenso in anderen Organen (hauptsächlich in der Leber) aus fT4 hergestellt werden. Für die Umwandlung des inaktiven Schilddrüsenhormons fT4 in seine aktive Form fT3 wird Selen benötigt. Daher sollte der Selenspiegel im Vollblut (liefert etwas bessere Ergebnisse als im Serum) immer ein Bestandteil der Schilddrüsendiagnostik sein. Eine pauschale Gabe von Selen, ohne vorher den Bedarf untersucht zu haben, ist nicht zu empfehlen.

### Erhöhte T3- und T4-Werte

Erhöhte Werte werden als »Hyperthyreose «bezeichnet. Das ist ein Zustand, in dem die Schilddrüse zu viele Hormone produziert. Im Laborbefund ist dann zeitgleich das TSH erniedrigt. Die Überfunktion äußert sich durch innere Unruhe, Gewichtsverlust, Bluthochdruck, Schlafstörungen oder Durchfall. Die Ursachen dafür wurden bereits beim erniedrigtem TSH beschrieben.

### Erniedrigte T3- und T4-Werte

Erniedrigte Werte werden als »Hypothyreose« bezeichnet, bei der die Schilddrüse nicht genug Hormone produziert. Das macht sich bemerkbar durch Haarausfall, Gewichtszunahme, Erschöpfung, Schwäche, Empfindlichkeit gegenüber Kälte, verlangsamtem Herzschlag und Verstopfung. Ursachen dafür wurden bereits beim erhöhten TSH beschrieben.

## Schilddrüsenhormon Reverse-T3 (rT3)

**90 – 215 pg/ml**

Die Nebenniere und die Schilddrüse sind für den Energiestoffwechsel zuständig. Ist die Nebenniere nicht mehr in der Lage, Cortisol in ausreichender Menge zur Verfügung zu stellen, unterstützt die Schilddrüse mit dem ähnlich wirkenden Hormon Reverse-T3. Das führt zu einem Anstieg des TSH und einer blockierten Umwandlung von fT4 in fT3.

### Erhöhte rT3-Werte

Der Mehrbedarf an Cortisol zu Beginn einer Schwangerschaft wird häufig durch das rT3 gedeckt. Wird nur das TSH im Labor untersucht, erscheint es so, als würde es sich um eine Schilddrüsenunterfunktion handeln, die dann in den meisten Fällen mit L-Thyroxin 25 behandelt wird. Die Grundstörung liegt jedoch in dem erhöhten Bedarf an Cortisol, der von der Nebenniere nicht mehr gedeckt werden kann. Eine stoffwechseloptimierte Ernährungsweise wäre der bessere Weg. Auch Dauerstress führt zum Anstieg des rT3-Spiegels im Blut. Je höher die Belastung ist, desto stärker sind auch die Auswirkungen dieses Hormons auf den Stoffwechsel. Diese zeigen sich durch:

- Haarverlust, erhöhtes Kälteempfinden, reduzierte Fruchtbarkeit (unerfüllter Kinderwunsch)
- Hemmung vitaler Organe (Leber, Nieren, Verdauung)
- verminderte Leistung des Neocortex (Gedächtnis und Lernfähigkeit nehmen ab, es folgt eine Unterdrückung des angeborenen Immunsystems und damit das Risiko von Autoimmunerkrankungen.)
- im Extremfall: Abbau nicht überlebenswichtiger Organe und Strukturen (Muskulatur, Bindegewebe, Haare, Nägel)

## Wichtige Schilddrüsenautoantikörper

Schilddrüsenautoantikörper spielen eine wichtige Rolle bei der Diagnose und Überwachung von Autoimmunerkrankungen der Schilddrüse. Es sind Proteine, die vom Immunsystem produziert werden und irrtümlicherweise körpereigene Schilddrüsenzellen oder schilddrüsenassoziierte Proteine angreifen, was zu Entzündungen, Schädigungen oder einer veränderten Funktion der Schilddrüse führen kann.

Die Präsenz von Schilddrüsenautoantikörpern im Blut zeigt an, dass das Immunsystem gegen die eigene Schilddrüse vorgeht. Sie sind besonders nützlich bei der Diagnose von Hashimoto-Thyreoiditis und Morbus Basedow.

**TPO-Antikörper (TPO-AK)** richten sich gegen das Enzym Schilddrüsenperoxidase (TPO), das an der Bildung der Schilddrüsenhormone beteiligt ist. Ein erhöhter Wert im Blut lässt auf eine Autoimmunerkrankung vom Typ »Hashimoto« schließen und wird im geringeren Maße mit Morbus Basedow assoziiert.

**TSH-Rezeptor-Autoantikörper (TRAK)** richten sich gegen die TSH-Rezeptoren auf den Schilddrüsenzellen. Dadurch wird der Zelle das Signal gegeben, weitere Schilddrüsenhormone zu produzieren, was zu einer Überfunktion vom Typ »Basedow« führt.

**TG-Antikörper (TG-AK)** richten sich gegen Thyreoglobulin (TG), ein Protein der Schilddrüse, das als Vorläufer für die Schilddrüsenhormone gilt. Bei etwa 20 % der autoimmunen Schilddrüsenerkrankungen vom Typ »Basedow« finden wir erhöhte Werte für TG-Antikörper.

## Schilddrüsenunter- und -überfunktion

**Schilddrüsenunterfunktion,** so lautet bei unseren Patienten die Diagnose, die sie am häufigsten von ihrem Arzt erhalten haben. Eine Behandlung erfolgt fast immer mit entsprechenden Schilddrüsenhormonen, die den Mangel ausgleichen sollen.

Symptome der Schilddrüsenunterfunktion (Hypothyreose):

- Gewichtszunahme, Verstopfung, verlangsamter Stoffwechsel
- Neigung zu Depression, verminderte Reflexe, geistiger Abbau
- Herzschwäche mit Ödemen
- Stimme rauchig, leise, wenig moduliert
- verminderter Antrieb, vermehrtes Schlafbedürfnis

**Schilddrüsenüberfunktionen** können durch eine Autoimmunerkrankung vom Typ »Basedow« oder beginnende Hashimoto-Thyreoiditis sowie durch einen temporären Wachstumsschub ausgelöst werden.

Symptome der Schilddrüsenüberfunktion (Hyperthyreose):

- ungewollter Gewichtsverlust
- Wärmeintoleranz und Schweißneigung
- Durchfall
- Herzrhythmusstörungen
- Hyperaktivität, erhöhte Reizbarkeit, seelische Labilität
- vermindertes Schlafbedürfnis

Mit einer **Schilddrüsenunter- oder -überfunktion** wird nicht die Erkrankung der Schilddrüse bezeichnet, sondern eine Aussage über die Funktion des Organs getroffen. Ein Abweichen wird fast immer durch systemische Störungen ausgelöst wie:

- Eisen- oder Selenmangel
- Störung der Jodaufnahme in den Zellen
- Autoimmunprozesse
- Gallenstau
- Einnahme von Cholesterinsenkern
- Dauerstress
- hormonelle Fehlreaktionen im Bereich der Geschlechtshormone
- Östrogendominanz (aufgrund von Pubertät, Wechseljahren, Schwangerschaft oder Einnahme der Antibabypille)

Bei der Diagnostik einer Schilddrüsenstörung muss also immer systemisch geschaut werden. Nur die Schilddrüsenhormone zu bestimmen, führt nicht zur eigentlichen Ursache. Nach meiner Erfahrung ist die Schilddrüse nicht die Ursache, sondern ein Ausdruck von Störungen im Stoffwechsel, im vegetativen Nervensystem sowie im Hormon- oder Immunsystem.

## Analoge Bedeutung der Schilddrüse

Die Schilddrüse ist das Spiegelbild für energetische und emotionale Prozesse. Bei einer **Schilddrüsenunterfunktion** können bei Ihnen Symptome wie Müdigkeit, Gewichtszunahme, Kälteempfindlichkeit und verlangsamte Denkprozesse auftreten. Dieser Mangel an Energie oder Antrieb kann sich auf das Gefühl beziehen, dass Sie in bestimmten Lebensbereichen feststecken oder Schwierigkeiten haben, sich zu Veränderungen zu motivieren.

Da sich Ihre Schilddrüse im Halsbereich befindet, dem Zentrum für Kommunikation und Selbstausdruck, weist Sie eine Unterfunktion darauf hin, dass Sie Schwierigkeiten bei der Kommunikation Ihrer Bedürfnisse und Grenzen haben. Sie fühlen sich darin gehemmt, Ihre Meinung zu äußern und sich selbst authentisch zu präsentieren, oder Sie passen sich lieber an und bewegen sich nicht vorwärts, weil Sie Angst haben, die Kontrolle zu verlieren oder Unsicherheit zu erleben.

Im Gegensatz dazu steht die **Schilddrüsenüberfunktion,** die eine immense innere Unruhe, eine Neigung zur Überstimulation oder das Gefühl eines durchgehenden Ungleichgewichts auslöst. Zu viel Energie oder Aktivität im Inneren wird auf emotionale oder psychische Muster zurückgeführt, z. B. eine verstärkte Reaktion auf Stress, Schwierigkeiten bei der Gefühlsregulierung oder eine Tendenz zur Überarbeitung und zur Missachtung persönlicher Grenzen.

Das Verständnis der seelisch-geistigen Entsprechung Ihrer Schilddrüsenfunktion hilft Ihnen dabei, Ihre persönlichen Grenzen besser zu erkennen, die Bedeutung von Selbstfürsorge zu erfassen und die Wichtigkeit des inneren Friedens zu verstehen. Es ist ein

Prozess, die Balance zwischen Aktion und Ruhe zu finden, Ihre emotionalen Reaktionen zu steuern und einen gesunden Umgang mit Stress zu kultivieren, um ein ganzheitliches Wohlbefinden zu fördern.

Ob Schilddrüsenüber- oder -unterfunktion, THYREO BALANCE von NewLife nutrition beinhaltet harmonisch aufeinander abgestimmte Mikronährstoffe, die die Schilddrüsenfunktion unterstützen. Dazu gehören die Aminosäure L-Tyrosin, die für die Biosynthese der Schilddrüsenhormone benötigt wird, Zink, Selen und Vitamin A, die als Cofaktoren für den Aufbau und die Umwandlung der Hormone wichtig sind, sowie der Mandelpilz (Agaricus blazei murill), der für seine harmonisierende Wirkung auf den Schilddrüsenstoffwechsel bekannt ist.

## Laborbeispiel für Schilddrüsenwerte

| Blutwert | | Gemessener Wert | | Referenzbereich | Gemessener Wert im Referenzbereich |
|---|---|---|---|---|---|
| **SCHILDDRÜSE** | | | | | |
| TSH (hypersensitiv) | + | **3.25** | µIU/ml | 0.35-2.50 | |
| Freies T3 (fT3) | | 2.5 | pg/ml | 2.0-4.2 | |
| Freies T4 (fT4) | - | **0.71** | ng/dl | 0.89-1.70 | |
| TPO AK | + | **68** | U/ml | < 60 | |
| Thyreoglobulin (TG) | + | **124.60** | ng/ml | 1.40-78.00 | |
| TSH-Rezeptor AutoAk | | <0.30 | IU/l | < 1.75 | |

Bei diesem Befund handelt es sich um eine Patientin, die an der Autoimmunerkrankung Hashimoto-Thyreoiditis leidet. Die Schilddrüse wird von der Hirnanhangsdrüse verstärkt aktiviert, da zu wenig Schilddrüsenhormone im Blutkreislauf vorhanden sind (TSH erhöht, fT3 leicht erniedrigt, fT4 deutlich erniedrigt). Die Autoantikörper TPO und TG sind beide erhöht.

# Stoffwechsel

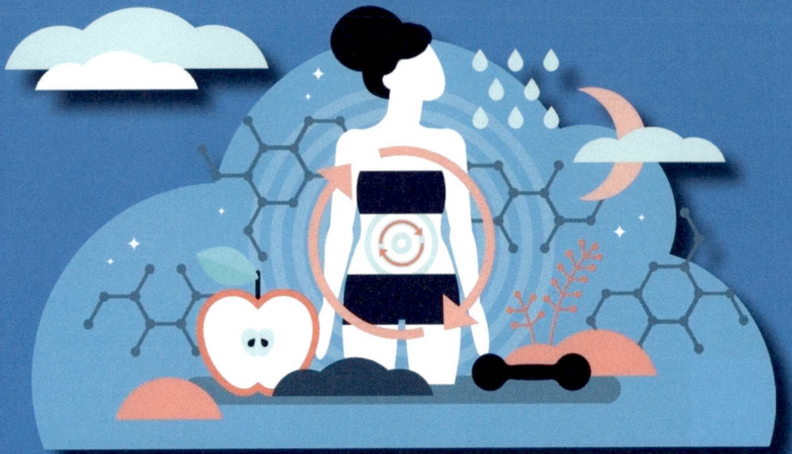

Der Stoffwechsel, auch »Metabolismus« genannt, ist die treibende und lebenserhaltende Kraft Ihres Körpers. Er sorgt für die Umwandlung und den Transport aller Nährstoffe, die Ihre Körperzellen zum Erhalt und zur Energiegewinnung benötigen.

Das, was Sie essen, wird zerkleinert, verarbeitet und sowohl in verwertbare als auch in nicht weiter brauchbare Bestandteile sortiert. Kohlenhydrate, Eiweiße, Fette, Vitamine, Mineralien und Spurenelemente werden über den Blutkreislauf in alle Zellen Ihres Körpers gebracht. Unbrauchbare Substanzen scheidet Ihr Stoffwechsel über Galle oder Nieren aus.

Zur Gesunderhaltung benötigt Ihr Stoffwechsel gute Kohlenhydrate mit niedriger glykämischer Last (z. B. in stärkefreiem Gemüse), wertvolle Eiweiße (z. B. in Fisch, Fleisch, Eiern, Nüssen), gesunde Fette (z. B. in Leinöl, Olivenöl) und stilles Wasser in einem ausgewogenen Verhältnis. Außerdem wichtig sind moderate Bewegung, ausreichend Pausen und ein gesunder Schlaf, damit Ihr Stoffwechsel und Ihre Organe Zeit haben, sich zu erholen.

Die beiden Stoffwechselexperten Prof. Dr. Jürgen Schole und Dr. Wolfgang Lutz beschreiben vier Ursachen, die zu Stoffwechselentgleisungen führen können:

- **Ernährung:** Häufig wird zu viel, zu oft, zu schnell und zu hochkalorisch (kohlenhydratlastig) gegessen und werden stoffwechselfremde Nahrungsmittel konserviert, die der individuelle Stoffwechsel aufgrund seiner genetischen und epigenetischen Prägung nicht verarbeiten kann. Die Folge sind Mangelzustände oder Überfrachtung.
- **Dauerstress:** Dauerstress wird in Verbindung mit Stoffwechselstörungen in der Literatur kaum erwähnt, hat aber den gleichen Stellenwert wie die Ernährung. Eine dauerhafte Überforderung führt zu einer mangelnden Anpassungsfähigkeit des Regulationssystems. Betroffen davon ist hauptsächlich die Nebenniere. Dauerstress und eine kohlenhydratlastige Ernährungsweise sind die häufigsten Ursachen für degenerative Erkrankungen, z. B. Demenz, Alzheimer, Arteriosklerose, Depressionen und Krebs.
- **Bewegung:** Körperliche Aktivität hat einen nicht zu unterschätzenden Einfluss auf die Stoffwechselabläufe im Organismus. Zu wenig Bewegung führt zu Einlagerungen von energieliefernden Substanzen (Fetten), eine dauerhafte Überforderung hingegen kann oxidativen Stress begünstigen und die Anpassung der Nebenniere erschweren.

- **Toxische Belastungen:** Aus der Umwelt können grobstoffliche Substanzen (Medikamente, Metalle, Mikroplastik etc.), aber auch psychische/emotionale Belastungen (häusliche Lebens- oder Umgebungssituation) die Stoffwechselabläufe im Organismus blockieren.

Aus den Ursachen ergeben sich je nach dem Ort der größten Schwäche im Organismus individuelle Störungen im Stoffwechsel. Diese können über einen langen Zeitraum unbemerkt bleiben. Erst wenn der Organismus nicht mehr in der Lage ist, sie zu kompensieren, entstehen Symptome, die eigentlich als Warnsignal verstanden werden sollten. Aus der Summe der Symptome ergibt sich ein Krankheitsbild, z. B. Asthma, Neurodermitis, Arthrose, Osteoporose, Diabetes mellitus oder Bluthochdruck. Jede Erkrankung basiert auf einem gestörten Stoffwechsel.

Stoffwechselentgleisungen und ihre Intensität können anhand einzelner oder kombinierter Laborwerte erkannt werden. Befinden Sie sich im oberen oder unteren Normbereich, handelt es sich in der Regel um funktionelle Störungen. Liegen sie im Laborbefund außerhalb der Norm, also im klinischen Bereich, ist die Entgleisung stärkerer Natur, und Sie sollten Ihre Lebensführung überdenken (auch, wenn noch keine ernsthaften Symptome auftreten).

Neben den bereits beschriebenen Laborwerten für die Organe gibt es eine Reihe von Stoffwechselwerten, die besondere Beachtung verdienen. Zur besseren Orientierung habe ich diese entsprechend der Stoffwechselart gruppiert.

## Kohlenhydratstoffwechsel

Kohlenhydrate sind wichtige Energielieferanten für unseren Körper. Wir finden sie in verschiedenen Lebensmitteln wie Brot, Reis, Pasta, Obst und Gemüse. Die Kohlenhydrate werden im Verdauungstrakt in Zucker (Glukose) umgewandelt, der dann in den Blutkreislauf gelangt und von unseren Zellen als Energiequelle verwendet wird.

Der Kohlenhydratstoffwechsel ist ein komplexer Prozess, bei dem der Körper die Glukose aus der Nahrung aufnimmt, speichert und bei Bedarf freisetzt. Er wird von verschiedenen Hormonen gesteuert, insbesondere dem Insulin. Dieses ermöglicht den Zellen, Glukose aufzunehmen und als Energiequelle zu nutzen oder vorübergehend als Glykogen (auch »tierische Stärke« oder »Leberstärke« genannt) in der Leber und den Muskeln zu speichern. Entwicklungsgeschichtlich dienen diese Reservoirs dazu, den Muskeln im Notfall Energie für Flucht oder Kampf bereitzustellen. Unter normalen Umständen sind das Gehirn und die roten Blutkörperchen hingegen die einzigen Kohlenhydratkonsumenten. Da sich das Gehirn bei Bedarf auch auf andere Energielieferanten einstellen kann, sind nur Letztere auf reine Kohlenhydrate angewiesen. Werden diese nicht durch die Nahrung bereitgestellt, produziert sie der Körper selbst, indem er Eiweiße aus der Muskelmasse umbaut. Aus Sicht des Stoffwechsels ist eine Zufuhr großer Mengen Kohlenhydrate also nicht notwendig.

Ein übermäßiger Konsum von Kohlenhydraten kann zu folgenden Problemen führen:

- **Gewichtszunahme:** Eine übermäßige Aufnahme von Kohlenhydraten, insbesondere in Form von zuckerhaltigen Lebensmitteln und Getränken, erhöht die Kalorienzufuhr und trägt zu Übergewicht und Fettsucht (Adipositas) bei.

- **Blutzuckerschwankungen:** Zu viele Kohlenhydrate wie Zucker und raffinierte Getreideprodukte führen zu schnellen Blutzuckeranstiegen und anschließenden -abfällen, wodurch wir uns müde und hungrig fühlen.
- **Insulinresistenz:** Chronisch hoher Kohlenhydratkonsum reduziert die Empfindlichkeit der Zellen gegenüber Insulin, was zu einer Insulinresistenz führt. Dies ist ein Risikofaktor für Typ-2-Diabetes.
- **Herz-Kreislauf-Erkrankungen:** Eine Ernährungsweise, die zu viele schnell aufschließbare Kohlenhydrate enthält, erhöht das Risiko für Herz-Kreislauf-Erkrankungen wie Bluthochdruck und Arteriosklerose.
- **Fettleber:** Überschüssige Kohlenhydrate werden in der Leber als Fett gespeichert und führen zu einer Fettleber, was die Organfunktion beeinträchtigt. Lesen Sie im Abschnitt »Leber und Gallenblase« (S. 40), welche Laborwerte das deutlich machen.

**Hinweis:** Kohlenhydrathaltige Lebensmittel sind nicht grundsätzlich schlecht. Sie sind eine wichtige Energiequelle und können auch Ballaststoffe, Vitamine und Mineralien enthalten. Die Herausforderung besteht darin, eine ausgewogene Ernährung zu erreichen. Grundsätzlich zählen **Kartoffeln, Reis, Teigwaren (Nudeln) und alle Getreideprodukte (allen voran Weizen)** zu den Nahrungsmitteln, die aufgrund ihrer Kohlenhydratstruktur (Stärke) den Blutzuckerspiegel schnell ansteigen lassen. Die Kohlenhydrate aus diesen Nahrungsmitteln sowie die aus **Haushaltszucker** (ein Gemisch aus Traubenzucker und Fruchtzucker), **Süßigkeiten und Softdrinks** werden als **»schlechte Kohlenhydrate«** bezeichnet und sollten nur selten konsumiert werden. Zu den **»guten Kohlenhydraten«** zählen Salate und stärkefreies Gemüse.

Der individuelle Bedarf an Kohlenhydraten variiert von Person zu Person und ist auch altersabhängig. Heranwachsende brauchen mehr, ältere Menschen weniger Kohlenhydrate als ein Erwachsener. Außerdem ist die benötigte Menge abhängig vom Aktivitätslevel und der Stoffwechselprägung (setzt sich zusammen aus der Blutgruppe und dem Stoffwechselverbrennungstyp). Bewusste Nahrungsaufnahme und die Auswahl von hochwertigen Kohlenhydraten können dazu beitragen, die negativen Auswirkungen eines übermäßigen Kohlenhydratkonsums zu minimieren, und die Gesundheit fördern.

Hinweise darauf, ob Störungen im Kohlenhydratstoffwechsel bestehen, erhalten sie aus den folgenden Laborwerten.

## Glukose im Serum

**82 – 115 mg/dl**

Glukose im Serum, oft einfach als »Blutzucker« bezeichnet, ist ein wichtiger Wert, der den Gehalt an Zucker (Glukose) im Blutkreislauf misst. Jener ist entscheidend für die Energieversorgung des Körpers und spielt eine Schlüsselrolle im Stoffwechsel. Der Wert ist nahrungsabhängig und dient an Diabetes mellitus Erkrankten zur Kontrolle ihrer Zuckerwerte, um sicherzustellen, dass der Körper immer ausreichend, aber nicht zu viel Glukose zur Verfügung hat. Bei dauerhaft erhöhten Blutzuckerwerten steigt auch der Langzeitzuckerwert (HbA1c), mit dem gemessen werden kann, ob ein Diabetes mellitus vorliegt.

### Erhöhte Glukosewerte (Hyperglykämie)

Der Glukosespiegel im Blut unterliegt starken Schwankungen. Erhöhte Werte können folgende Ursachen haben:

- Zufuhr kohlenhydratreicher Nahrungsmittel
- Stress (wird Cortisol freigesetzt, steigen die Blutzuckerwerte kurzfristig, bei Dauerstress sogar langfristig)

### Erniedrigte Glukosewerte (Hypoglykämie)

Während eine Überzuckerung keine Symptome verursacht, macht sich eine Unterzuckerung unter anderem durch Nervosität, Konzentrationsstörungen, Unruhe und Heißhunger bemerkbar. Ursachen dafür können sein:

- **Zu wenig Nahrungsaufnahme,** z. B. längeres Fasten oder Hungern
- **Übermäßiger Sport**
- **Medikamente:** Einige Medikamente, insbesondere solche zur Behandlung von Diabetes mellitus, können zu einer Unterzuckerung führen, wenn sie nicht richtig dosiert sind.

### Analoge Entsprechung

Glukose im Serum ist ein Indikator, der Sie dazu anleitet, auf Ihre tieferen Bedürfnisse zu achten und sich selbst mit der Sorgfalt und Aufmerksamkeit zu begegnen, die Sie verdienen. Er lädt Sie ein, Ihre Energiereserven aufzufüllen, nicht nur durch Mahlzeiten, die den Körper stärken, sondern auch durch Erfahrungen und Begegnungen, die den Geist nähren und das Herz erfüllen.

Eine normale Glukosekonzentration im Blut korreliert mit einem Zustand, in dem Ihr Geist wach und Ihre Gedanken klar sind und Sie Vitalität verspüren. Diese ausbalancierte Verfassung spiegelt sich in der inneren Stärke wider, die Sie befähigt, die Herausforderungen des Alltags mit Zuversicht und Bestimmtheit zu meistern.

Ein niedriger Glukosespiegel hingegen ist auf seelisch-geistiger Ebene ein Echo Ihrer Erschöpfung. Er weist darauf hin, dass Sie sich eine Atempause gönnen müssen, um sich zu nähren – nicht nur physisch durch Nahrungsaufnahme, sondern auch seelisch durch Momente der Ruhe und Harmonie. Der Wert ist ein zartes Signal, innezuhalten und sich selbst zu fragen: »Was brauche ich gerade wirklich?«

## HbA1c (Langzeitzucker)

4,1 – 6,1 %

Der HbA1c-Wert, auch als »Langzeitzucker« oder »glykiertes Hämoglobin« bezeichnet, ist ein wichtiger Blutwert, der Informationen über den durchschnittlichen Blutzuckerspiegel in den letzten zwei bis drei Monaten liefert. Er ist ein wichtiges Instrument in der Diabetesdiagnose und -überwachung.

Dieser Wert gibt an, wie viel Zucker (Glukose) sich an das Hämoglobin in den roten Blutkörperchen gebunden hat. Je höher der Blutzuckerspiegel ist, desto stärker wird der Blutfarbstoff mit Zucker beladen. Da Erythrozyten eine durchschnittliche Lebensdauer von etwa 120 Tagen haben, reflektiert der HbA1c-Wert den langfristigen Durchschnitt des Blutzuckerspiegels.

### Erhöhte HbA1c-Werte

Werte oberhalb der Norm besagen, dass der Blutwert über längere Zeit zu hoch ist und ein Diabetes mellitus vorliegt. Entsprechend der Interpretationsweise von »Labor ganzheitlich« weisen alle Werte, die sich im oberen Bereich der Norm befinden, bereits auf eine diabetische Stoffwechsellage hin. Sie sind ein Warnsignal, ohne dass es in der Regel schon zu spürbaren Symptomen kommt. Weitere Ursachen dafür können sein:

- Ernährungsweise mit zu vielen schnell aufschließbaren Kohlenhydraten
- ungesunde Ernährungsweise und unzureichende körperliche Aktivität
- Dauerstress oder eine Cortisontherapie (aufgrund des Umbaus von Eiweißen in Glukose (Gluconeogenese) und vermehrter Glukoseaufnahme über den Darm)
- medizinische Zustände wie Anämien (Blutarmut), chronische Nierenerkrankungen, Cushing-Syndrom (Überschuss an Cortisol), Akromegalie (Vergrößerung der äußeren Körperteile), Schilddrüsenüberfunktion, Schwangerschaft in Verbindung mit kohlenhydratlastiger Ernährungsweise
- Diabetes mellitus Typ 1 mit der Zerstörung der insulinproduzierenden Zellen in der Bauchspeicheldrüse (Autoimmunprozess)
- Entzündung der Bauchspeicheldrüse (Pankreatitis – wenn der Bereich der Insulinproduzierenden Zellen betroffen ist)

### Erniedrigte HbA1c-Werte

Ein niedriger HbA1c-Wert zeigt an, dass der Blutzuckerspiegel in den letzten Wochen in der Regel häufiger oder dauerhaft zu niedrig war. Ursachen dafür können sein:

- Erkrankungen wie hämolytische Anämie (vermehrter Zerfall der roten Blutkörperchen) oder Leberzirrhose (chronische Lebererkrankung, bei der das Lebergewebe zerstört wird)
- Eisenmangelanämie mit verkürzter Lebensdauer der roten Blutkörperchen
- zu hoch dosierte Medikamente bei einem Diabetiker
- Insulinom (ein häufig gutartiger Tumor, der Insulin produziert)

Die Anzeichen für erniedrigte Blutzuckerwerte sind ein schneller Puls, kalter Schweiß, blasse Gesichtsfarbe, Kopfschmerzen, Unruhe, Nervosität, Konzentrationsstörungen und Heißhunger.

### Analoge Entsprechung

Ein erhöhter HbA1c-Spiegel im Serum steht symbolisch für das Festhalten an Gewohnheiten und Mustern, die Sie auf eine süße, aber letztlich ungesunde Reise führen. Er weist auf eine tiefer liegende Sehnsucht hin, auf eine Fülle, die Sie durch kurzfristige Befriedigung zu erreichen versuchen, die aber nur durch Echtes, Nährendes erfüllt werden kann.

Ein chronisch erhöhter Wert ist wie ein stiller Ruf Ihrer Seele nach Aufmerksamkeit – ein Bedürfnis nach tieferer Erfüllung, das über die physische Ebene hinausgeht. Vielleicht ist es an der Zeit, innezuhalten und zu reflektieren, wo in Ihrem Leben Sie »süchtig« nach Dingen sind, die kurzfristige Befriedigung versprechen, doch langfristig Ihre Vitalität mindern.

Auf seelisch-geistiger Ebene lädt ein erhöhter HbA1c-Wert dazu ein, die Süße des Lebens nicht in flüchtigen Momenten, sondern in dessen Tiefe zu suchen. Er erinnert Sie daran, dass echte Zufriedenheit und Gesundheit aus einem Gleichgewicht entstehen – einer Balance aus Geben und Nehmen, Aktivität und Ruhe sowie Freude und Disziplin. Es geht darum, den wahren Nährwert des Lebens zu erkennen und zu integrieren, was sowohl Ihren Körper als auch Ihren Geist aufbaut. So kann ein bewusster Umgang mit Ihrem Energiehaushalt und eine tiefere Verbindung zu Ihren Bedürfnissen ein erfüllteres und gesünderes Dasein fördern.

Mit einer solchen Sichtweise wird der HbA1c-Wert zu einem Kompass für Tiefgang und Authentizität im Leben. Er fordert Sie auf, die Qualität Ihrer Ernährung, Ihrer Gedanken und Ihrer Emotionen zu verbessern und somit zu einer tieferen, echteren Form des Wohlbefindens zu finden.

## Triglyceride

< 150 mg/dl

Triglyceride sind die Hauptform von Fett, die wir mit der Nahrung aufnehmen. Im Darm werden sie mithilfe von Enzymen, den sogenannten Lipasen, in ihre Bestandteile aufgespalten: freie Fettsäuren und Glycerin. Beide werden von den Darmzellen aufgenommen und gelangen in den Blutkreislauf. Von dort werden sie zu verschiedenen Geweben im Körper transportiert und als Energiequelle oder zur Speicherung in den Fettzellen verwendet. Die im Blut gemessenen Triglyceride sind allerdings nicht das Ergebnis einer fettreichen, sondern einer kohlenhydratlastigen Ernährungsweise. Die Leber baut die überschüssigen Kohlenhydrate in Fettsäuren um und transportiert sie in Form von Triglyceriden über das Blut in die Fettdepots, wenn die Kohlenhydratspeicher in der Leber bereits gefüllt sind. Um diesen Vorgang zu erkennen, empfehle ich, die Blutentnahme nicht nüchtern durchzuführen, da dieses Stoffwechselgeschehen sonst nicht erkennbar wird.

### Erhöhte Triglyceridewerte

Die Triglyceridewerte im Blut hängen von der Ernährung, dem persönlichen Lebensstil, aber auch von Krankheiten und Medikamenten ab. Eine Erhöhung gibt Hinweise auf:

- eine Ernährungsweise mit zu vielen stärke- und zuckerhaltigen Nahrungsmitteln
- Diabetes mellitus

- metabolisches Syndrom
- Schilddrüsenunterfunktion
- eine schwere Nierenerkrankung
- Alkoholmissbrauch (Alkohol zählt zu den Kohlenhydraten)
- Einnahme von Entwässerungstabletten (Diuretika)
- Einnahme von Cortison (erhöht durch die Gluconeogenese den Blutzuckerspiegel)
- Überfunktion der Nebennieren (zu hohe Cortisolproduktion)
- Dauerstress
- Einnahme der Antibabypille
- genetisch bedingte Hypertriglyceridämie

Um den Anstieg des Triglyceridspiegels zu vermeiden oder zu kontrollieren, ist es wichtig, den Konsum von stärke- und zuckerhaltigen Nahrungsmitteln zu reduzieren. Stattdessen sollten komplexe Kohlenhydrate aus Gemüse bevorzugt werden. Eine dem individuellen Stoffwechsel angepasste Ernährung, regelmäßige Bewegung und die Vermeidung von übermäßigem Alkoholkonsum können ebenfalls dazu beitragen, den Triglyceridspiegel im Blut auf einem gesunden Niveau zu halten.

### Erniedrigte Triglyceridewerte

Medizinisch sind verminderte Werte ohne Bedeutung.

### Analoge Entsprechung

Erhöhte Triglyceride spiegeln oft mehr als nur Ihre Ernährung wider – sie sind ein Zeichen dafür, dass Sie emotional oder materiell zu viel anhäufen. Dieser Zustand lädt zur Selbstreflexion ein: Es geht um das Loslassen von Überflüssigem und das Schaffen von Raum für Neues. Erhöhte Werte ermahnen Sie, die Balance zwischen dem zu finden, was Sie behalten, und dem, was Sie freigeben. So wie Sie Ihre Ernährung vereinfachen, um Triglyceride zu senken, können Sie auch Ihr Leben entlasten, um seelisch-geistige Klarheit zu gewinnen.

Lassen Sie Ihre Triglyceridewerte ein Wegweiser zu einem Leben sein, in dem Sie bewusst wählen, was Sie nährt und was Sie nicht (mehr) brauchen, um Ihr Wohlbefinden zu fördern.

## Cholesterin

| | |
|---|---|
| **Gesamtcholesterin** | **150 – 280 mg/dl** |
| **HDL-Cholesterin** | **Männer > 55 mg/dl \| Frauen > 65 mg/dl** |
| **LDL-Cholesterin** | **< 150 mg/dl** |

Der Referenzbereich für Cholesterin lag in den 1950er-Jahren noch bei 350 mg/dl. Heute wird ein Wert von 200 mg/dl und darunter empfohlen. Das ist allerdings wissenschaftlich nicht zu begründen. Wir empfehlen in unserem Labor einen Referenzbereich von 150–280 mg/dl, der altersentsprechend variiert. Bei chronischen Entzündungen, vermehrter Giftstoffbelastung, Dauerstress und kohlenhydratlastiger Ernährungsweise ist es aus Sicht der Stoffwechselmedizin notwendig, dass auch der Cholesterinwert im Blut zum Schutz der Zellen ansteigt. Aus diesem Grund ist die Höhe des Cholesterins individuell in Verbindung mit dem Stoffwechselgeschehen zu sehen.

Erhöhte Cholesterinwerte gelten als Risikofaktor für Herz-Kreislauf-Krankheiten. Um die Werte zu senken, wird Betroffenen einerseits zu cholesterinarmer Ernährung geraten, andererseits werden ihnen Medikamente zur Fettsenkung (Statine) verordnet. Seit ein paar Jahren stellen immer mehr Experten diese Vorgehensweise infrage. Sie äußern sich kritisch gegenüber den niedrigen Grenzwerten für Cholesterin und weisen auf die erheblichen Nebenwirkungen der Therapie mit Fettsenkern hin.

Cholesterin ist ein lebensnotwendiger Baustein. Chemisch betrachtet ist es ein Alkohol. In der Medizin gehört es zur Gruppe der Lipide, entgegen einer weitverbreiteten Annahme ist es jedoch **kein Fett.** Mehr als 90 % des Cholesterins werden in der Leber und von den Astrozyten im Gehirn hergestellt. Das durch die Nahrung zugeführte Cholesterin spielt eine eher untergeordnete Rolle.

Um das nicht lösliche Cholesterin über das Blut in die Organe zu tragen, wird es an Transporteiweiße gebunden. Das LDL-Transporteiweiß (als »LDL-Cholesterin« ausgewiesen) bringt es von der Leber zu den Organen. Im Volksmund wird es als das »schlechte Cholesterin« bezeichnet, weil es für Arteriosklerose (Verhärtung der Schlagadern) verantwortlich sein soll. Das HDL-Transporteiweiß (als »HDL-Cholesterin« ausgewiesen) übernimmt den Rücktransport des nicht verbrauchten Cholesterins von der Körperzelle zur Leber. Dort kann es wiederverwendet werden.

Cholesterin ist an vielen wichtigen Stoffwechselprozessen beteiligt. Es ist ein Baustein für die Produktion von Vitamin D (D-Hormon) und dient als Grundlage für den Aufbau der meisten Hormone. Ein Teil des Cholesterins wird für die Bildung von Gallensäure genutzt. Diese sorgt für die Aufnahme der Nahrungsfette und regt die Darmmuskulatur an. Unser Gedächtnis funktioniert nur mit ausreichend viel Cholesterin. Auch unsere Organe beinhalten viel davon: Die Nebennieren bestehen zu bis zu 50 % aus Cholesterin, und das angeblich so stark bedrohte Herz zu 10 %.

## Erhöhte Cholesterinwerte

Cholesterin ist ein unentbehrlicher Bestandteil jeder einzelnen Körperzelle, da es der Stabilisierung der Zellwand dient. Der Bedarf erhöht sich bei:

- akuten und chronischen Entzündungen
- Dauerstress mit der Folge einer Übersäuerung des Gewebes
- Ansammlung von Schadstoffen in der Zellumgebung (Matrix)
- kohlenhydratreicher Ernährungsweise und einem dauerhaft zu hohen Insulinspiegel bei bestehender Insulinresistenz oder Diabetes mellitus Typ 2

Ist das LDL-Cholesterin erhöht und das HDL-Cholesterin erniedrigt, so besteht ein erhöhter Verbrauch von Cholesterin. Die Körperzellen benötigen es zum Schutz gegenüber den belastenden Einflüssen an der Zellmembran. Die Ursachen, die unter »Erhöhte Cholesterinwerte« aufgeführt sind, sollten diagnostisch abgeklärt werden.

## Erniedrigte Cholesterinwerte

Die allgemeine Empfehlung ist, einen niedrigen Cholesterinspiegel im Blut anzustreben. Doch was bei Kindern normal ist, kann beim Erwachsenen zum Problem werden. Niedrige Cholesterinspiegel können offenbar mit einem erhöhten Krebsrisiko einhergehen. Von diesem möglichen Zusammenhang berichten Herzspezialisten aus den USA im »Journal of the American College of Cardiology«. Seit etwa 20 Jahren werden chemische Fettsenker vom Typ der Statine zur Senkung des Cholesterinspiegels verordnet. Die Hersteller machen damit jedes Jahr einen Umsatz von ca. 27 Milliarden Euro. Es ist die umsatzstärkste Arzneimittelgruppe der Pharmaindustrie. In den umfangreichen Studien wurde allerdings bislang kein Zusammenhang zwischen der Höhe des Cholesterinspiegels und krankhaften Ablagerungen in den Gefäßen gefunden. Es stellt sich die Frage, warum Cholesterinsenker eingenommen werden sollen, wenn der Nutzen nicht wirklich belegt ist und es erhebliche Nebenwirkungen gibt.

### Nebenwirkungen der »Fettsenkertherapie«

- **Einschränkung der Gedächtnisleistung/Demenz:** Voraussetzung für die Vernetzung der Gehirnzellen ist ein ausreichend hoher Cholesterinspiegel im Blut. Sinkt dieser, werden keine neuen Schaltstellen mehr gebildet. Die Folge: Die Gedächtnisleistung lässt nach. Möglicherweise ist das Medikament ein Wegbereiter für Demenz und die Alzheimererkrankung.
- **Hirnblutungen:** Bei Menschen, die schon einmal eine Hirnblutung hatten, erhöht sich unter Einnahme von Cholesterinsenkern die Gefahr einer weiteren Hirnblutung.
- **Muskelschmerzen und Herzschwäche:** Statine verbrauchen das für den Muskelaufbau notwendige Coenzym Q10. Durch den herbeigeführten Mangel können Muskelschmerzen und Herzschwäche entstehen.
- **Schilddrüsenunterfunktion:** Statine blockieren die Umwandlung der Schilddrüsenhormone von der inaktiven zur aktiven Form. Es kommt zu einer leichten Schilddrüsenunterfunktion, im Blut erkennbar am geringen Anstieg des Schilddrüsenstimulierenden Hormons (TSH). Die Folgen sind ein langsamer Stoffwechsel und Gewichtszunahme.
- **Erhöhtes Krebsrisiko:** Die Höhe des Cholesterins regelt der Organismus selbst. Wir dürfen unterstellen, dass ein hoher Cholesterinspiegel vom Körper bewusst gewählt wird, um die Zellwände zu schützen. Es ist daher verständlich, dass es Stimmen gibt, die darauf hinweisen, dass eine zu starke Senkung des Cholesterinspiegels das Risiko einer Krebserkrankung erhöht.

Das Verständnis, wie es zu einem erhöhten Cholesterinspiegel kommt, ist bedeutsam. Oft handelt es sich um eine Störung im stoffwechselregulierenden System. Diese gilt es zu finden und zu behandeln. Darum ergibt es meines Erachtens auch keinen Sinn, nach alternativen Cholesterinsenkern zu suchen, was in der Naturheilkunde immer wieder versucht wird.

### Analoge Entsprechung

Cholesterin ist weit mehr als sein Ruf es suggeriert: Es ist ein essenzieller Bestandteil jeder Zelle und ein Schutzschild gegen äußere Einflüsse.

Ein niedriger Cholesterinspiegel weist auf eine besondere Sensitivität hin, die Sie dünnhäutig und empfänglich für Umgebungsreize macht. Diese Feinsinnigkeit fordert von Ihrer Leber – dem zentralen Organ für Stoffwechsel und Emotionsverarbeitung – Höchstleistungen. Sind sowohl Cholesterin als auch Cholinesterase niedrig, ist dies ein Zeichen für eine überforderte Leber. Auf seelisch-geistiger Ebene führt das zu Dauerstress.

Ein ausgewogenes Cholesterinniveau ist nicht nur physisch, sondern auch psychisch unterstützend, da es Ihnen hilft, Belastungen abzufangen und Ihre innere Stabilität zu bewahren.

## Harnsäure

**Männer 3,5 – 7,2 mg/dl | Frauen 2,6 – 6,0 mg/dl**

In der allgemeinen Literatur steht, dass die Harnsäure eine organische Verbindung ist, die im menschlichen Körper als Nebenprodukt des Purinstoffwechsels gebildet wird. Ausgangspunkt sind dabei purinhaltige Nahrungsmittel wie Fleisch, Fisch, Innereien und Hülsenfrüchte. Die Stoffwechselmedizin sieht die Harnsäure hingegen als Abfallprodukt des körpereigenen Zellkernstoffwechsels. Dieser betrifft den Umbau von Eiweiß (Muskelgewebe) in Glukose. Der Zellkern wird von der Leber in Harnsäure umgewandelt und über die Nieren ausgeschieden. Dieser Prozess entsteht bei einem drohenden Abfall des Blutzuckerspiegels sowie nach einer übermäßig kohlenhydratlastigen Nahrungszufuhr und wird in der Medizin als »Gluconeogenese« beschrieben.

### Erhöhte Harnsäurewerte

Erhöhte Werte haben folgende Ursachen:

- kohlenhydratlastige Ernährungsweise und Alkohol mit temporärer Gluconeogenese
- vermehrter Zellzerfall oder Zellabbau, z. B bei Tumorerkrankungen oder Schuppenflechte (Psoriasis)
- Medikamente, z. B. Diuretika (Entwässerungsmittel) oder Medikamente zur Krebsbehandlung
- Ausscheidungsschwäche der Nieren

Erhöhte Harnsäurewerte im Blut können auf Gicht, Nierensteine, Nierenversagen und Herz-Kreislauf-Erkrankungen hinweisen.

### Erniedrigte Harnsäurewerte

Erniedrigte Harnsäurewerte im Laborbefund gelten allgemein als unbedenklich und haben keinen Krankheitswert. Nach meiner Erfahrung kann bei zu niedrigem Harnsäurespiegel ein Sauerstoffmangel im Gewebe vorliegen. Der Stoffwechsel arbeitet nicht mit voller Kraft. Stoffwechselaktivierende Maßnahmen sind hier gefragt: Bewegung an der frischen Luft, viel trinken und eine Bereinigung des Lymphsystems mit MATRIX ACTIV und OXI BALANCE von NewLife nutrition.

### Analoge Entsprechung

Der vermehrte Genuss von Kohlenhydraten kann süchtig machen. Die Tafel Schokolade oder das knusprige Brot vom Bäcker lässt Ihre Selbstkontrolle möglicherweise schnell schwinden. Statt intelligent und langfristig ist Ihre Wahl impulsgesteuert und kurzfristig. Sie entscheiden nicht bewusst, sondern erliegen wie fremdbestimmt den Verführungen äußerer Einflüsse.

Der Weg zurück zur Selbstbestimmung führt über Ihre Eigenwahrnehmung. Der Ort dafür ist das dritte Kraftzentrum, Ihr Solarplexus. Hier sitzen Ihre Persönlichkeit und Willenskraft, hier finden Sie die Stärke, sich selbst ins Gleichgewicht zu bringen. Eine bewusste Anpassung Ihrer Ernährung ist somit auch ein Schritt dahin, selbstbestimmter in Bezug auf Ihre körperlichen und seelischen Prozesse zu sein. Lassen Sie sich durch Ihre Harnsäurewerte zu einem bewussteren Umgang mit sich selbst anregen, der Ihre persönliche Entwicklung unterstützt und Ihre Vitalität fördert.

## LDH – Lactatdehydrogenase

**Männer 135 – 225 U/l | Frauen 135 – 214 U/l**

Lactatdehydrogenase ist ein Enzym, das in jeder Zelle und damit in allen Geweben und Organen vorkommt. Es ist an der Milchsäuregärung beteiligt, die es ermöglicht, dass aus Blutzucker Energie gewonnen wird, ohne dass dazu Sauerstoff benötigt wird. Wird eine Zelle beschädigt, wird das Enzym freigesetzt und ist dann im Blut messbar.

## Erhöhte LDH-Werte

Erhöhte Werte können verschiedene Gründe haben:

- zu langes Stauen bei der Blutentnahme (Hämolyse)
- Vitamin-B12-Mangel (megaloblastäre Anämie oder alkalischer Darm)
- Mononukleose (Pfeiffersches Drüsenfieber)
- Herzschäden, z. B. Herzrhythmusstörungen, Entzündung der Herzinnenhaut (Endokarditis), Herzbeutelentzündung (Perikarditis), Herzinfarkt oder Herzmuskelentzündungen (Myokarditis)
- akute Hepatitis
- körperliche Belastung
- Gluconeogenese (Abbau von Muskulatur in Glukose) durch Dauerstress und zu hochkalorische Nahrung (kohlenhydratreiche Ernährungsweise)

Nach meiner Erfahrung ist die Gluconeogenese der häufigste Grund für erhöhte LDH-Werte im Blut. Darum erlaube ich es mir auch, betroffene Patienten als »Naschkatzen« zu bezeichnen, wenn sich die Werte nicht durch andere medizinische Gegebenheiten erklären lassen.

## Erniedrigte LDH-Werte

Verminderte Werte werden in der Literatur nicht beschrieben.

## Laborbeispiel für Kohlenhydratstoffwechselstörungen

| | Blutwert | | | Gemessener Wert | | Referenzbereich | Gemessener Wert im Referenzbereich |
|---|---|---|---|---|---|---|---|
| 1 | **Insulinresistenz** | | | | | | |
| | HbA1c | E | | 5.2 | % | 4.1-6.1 | |
| | Glukose im Serum | S | | 96 | mg/dl | 82-115 | |
| | Triglyceride | S | ▲ | 240 | mg/dl | < 150 | |
| | Cholesterin | S | | 256 | mg/dl | 150-280 | |
| | HDL-Cholesterin | S | ▼ | 43 | mg/dl | > 65 | |
| | LDL-Chol.rech | S | ▲ | 165 | mg/dl | < 150 | |
| | Harnsäure | S | ▲ | 8.1 | mg/dl | 2.6-6.0 | |
| 2 | **Diabetische Stoffwechsellage** | | | | | | |
| | HbA1c | E | | 5.8 | % | 4.1-6.1 | |
| 3 | **Diabetes mellitus** | | | | | | |
| | HbA1c | E | + | 6.5 | % | 4.1-6.1 | |

Die Zuckerkrankheit (Diabetes mellitus) verläuft in 3 Phasen. Sie beginnt mit der **Insulinresistenz,** die sich im Laborbefund durch einen optimalen Langzeitzuckerwert (HbA1c), erhöhte Triglyceride und niedriges HDL-Cholesterin darstellt. Durch Dauerstress und stark schwankende Blutzuckerspiegel werden diese Parameter mit einer erhöhten Harnsäure ergänzt. In der nächsten Stufe steigt dann der HbA1c in den oberen Bereich der Norm und wird nach »Labor ganzheitlich« als **»diabetische Stoffwechsellage«** bezeichnet. Übersteigt HbA1c die Grenze von 6,1 %, besteht ein **Diabetes mellitus.**

# Eiweißstoffwechsel

Das Eiweiß im Körper besteht aus Proteinen, die in den verschiedenen Geweben und Organen des menschlichen Körpers vorhanden sind. Sie sind komplexe organische Moleküle aus einer Kette von Aminosäuren. Proteine erfüllen eine Vielzahl von lebenswichtigen Funktionen und sind für die Aufrechterhaltung der Gesundheit und des ordnungsgemäßen Funktionierens des Körpers unerlässlich.

Es ist möglich, die im Blut befindlichen Eiweiße zu messen. Sie werden im Laborbefund als »Gesamteiweiß« dargestellt. Einzelne Bestandteile daraus, z. B. Albumine und Globuline, lassen sich auch einzeln messen. In speziellen Laboren ist es außerdem möglich, die kleinsten Bausteine der Proteine, die Aminosäuren, direkt zu bestimmen.

## Gesamteiweiß – Proteine mit lebenswichtigen Funktionen

6,6 – 8,7 g/dl

Das Gesamteiweiß im Blut, auch als »Serumprotein« oder »Bluteiweiße« bezeichnet, misst die Konzentration aller Proteine, einschließlich Albumine und Globuline, die im flüssigen Teil des Blutes (Plasma) vorhanden sind. Dieser Wert ist wichtig, um den allgemeinen Gesundheitszustand des Körpers und die Ernährung zu bewerten.

Die Proteine erfüllen im Blut verschiedene Funktionen, etwa den Transport von Nährstoffen, die Abwehr von Krankheiten und die Regulierung des Flüssigkeitsgleichgewichts.

### Erhöhte Eiweißwerte

Erhöhte Werte können durch folgende Situationen entstehen:

- Verminderung des Wasseranteils im Blut, z. B. durch Austrocknung aufgrund schwerer Durchfälle, Erbrechens oder hormonell bedingten Flüssigkeitsverlustes
- Erkrankungen, bei denen Zellen des Immunsystems in vermehrtem Maße Eiweiße ans Blut abgeben, beispielsweise beim Plasmozytom (einer Tumorerkrankung des lymphatischen Systems), Hepatitis C oder Krebserkrankungen

### Erniedrigte Eiweißwerte

Die Ursachen für erniedrigte Werte sind:

- Mangelernährung mit zu wenig Eiweißen oder mit Eiweißen, die nicht zur individuellen Stoffwechselprägung passen
- Lebererkrankungen
- verschiedene Nierenerkrankungen, im Rahmen derer größere Eiweißmengen verloren gehen, z. B. nephrotisches Syndrom (Als Folge einer Streptokokkeninfektion wie Scharlach werden die Nierenkörperchen geschädigt und zu viele Eiweiße ausgeschieden.)
- entzündliche Darmerkrankungen, im Rahmen derer Eiweiße über den Darm verloren gehen, beispielsweise Morbus Crohn oder Colitis ulcerosa (Dickdarmentzündung)
- Erkrankungen des Verdauungssystems, die die Aufnahme von Proteinen beeinträchtigen, beispielsweise der alkalische Darm
- Verbrennungen der Haut

### Analoge Entsprechung

Das Gesamteiweiß in Ihrem Blut symbolisiert nicht nur Ihre körperliche, sondern auch Ihre emotionale und geistige Nahrung. Ein ausgewogenes Gesamteiweiß zeigt, dass Sie gut genährt sind und Lebenserfahrungen harmonisch aufnehmen, verarbeiten und in Stärke umwandeln.

Ein Gleichgewicht im Gesamteiweiß ist ein Zeichen dafür, dass Sie auf einem stabilen Fundament stehen und bereit sind, Ihre Potenziale zu entfalten. Ein Ungleichgewicht hingegen lädt Sie dazu ein, Ihre innere und äußere Nahrung zu überdenken, um auf allen Ebenen gesund zu bleiben.

Ein niedriger Eiweißspiegel im Blut weist auf mangelnde Regeneration auf körperlicher und seelisch-geistiger Ebene hin. Ihre Leistungsfähigkeit ist reduziert. Sie benötigen nach einer Erkrankung oder körperlicher Anstrengung eine längere Erholungsphase.

Betrachten Sie Ihr Gesamteiweiß als Indikator für die Qualität Ihrer inneren Ressourcen und als Erinnerung, sich mit allem zu nähren, was Ihnen guttut.

## Aminosäuren – die Bausteine des Lebens

Stellen Sie sich vor, Ihr Körper ist wie ein riesiges Bauwerk, zusammengesetzt aus unzähligen kleinen Bausteinen. Diese Bausteine sind die Aminosäuren – kleine, aber mächtige Moleküle, die die Grundlage für fast alles bilden, was in Ihrem Körper vor sich geht.

Biochemisch betrachtet, sind Aminosäuren organische Verbindungen, die aus Kohlenstoff, Wasserstoff, Sauerstoff, Stickstoff und manchmal Schwefel bestehen. Sie sind die kleinsten Einheiten von Eiweißen (Proteinen), ähnlich wie die Buchstaben in einem Wort. Es gibt 20 verschiedene Aminosäuren, die sich in vielfältiger Weise kombinieren können, um unzählige Proteine zu bilden. Jede Aminosäure hat ihre eigene, einzigartige Struktur und Funktion und jeder Mensch hat sein eigenes Aminosäuremuster.

Es gibt zwei Kategorien von Aminosäuren: unverzichtbare essenzielle und nicht-unverzichtbare. Acht unverzichtbare Aminosäuren kann der Körper nicht selbst herstellen: Sie müssen über die Nahrung zugeführt werden. Die genauso wichtigen nicht-unverzichtbaren Aminosäuren kann der Organismus selbst produzieren. Es ist weniger entscheidend, ob es sich bei den Aminosäuren in der Nahrung um tierisches oder pflanzliches Eiweiß handelt. Wichtiger ist, dass das jeweilige Nahrungseiweiß vom individuellen Stoffwechsel auch verarbeitet werden kann und die acht unverzichtbaren Aminosäuren enthält.

Viele Menschen haben heutzutage einen Aminosäuremangel, meist, ohne es zu wissen, auch wenn sie genügend Eiweiß zu sich nehmen. Die Ursachen dafür sind vielfältig. Dank moderner Labordiagnostik zeigt ein Bluttest auf, ob der Körper ausreichend mit den wichtigen Bausteinen versorgt ist. Der sogenannte Aminosäure-Screen-Test umfasst die Analyse aller 20 Aminosäuren. Im weiteren Verlauf gehe ich auf die acht unverzichtbaren Aminosäuren näher ein.

## Isoleucin, Leucin und Valin

| | |
|---|---|
| **Isoleucin** | **0,41 – 1,13 mg/dl** |
| **Leucin** | **0,87 – 2,18 mg/dl** |
| **Valin** | **1,76 – 3,33 mg/dl** |

Isoleucin, Leucin und Valin sind wahre Teamplayer im Körper. Die verzweigtkettigen Aminosäuren (BCAAs) arbeiten eng zusammen und finden besonders unter Leistungssportlern großen Anklang, da sie den Muskelaufbau unterstützen und für Energie sorgen. Die drei Aminosäuren haben folgende Funktionen im Organismus:

- **Muskelaufbau und Regeneration:** Sie unterstützen den Muskelaufbau und tragen zur Reparatur des Muskelgewebes bei. Das wird besonders nach körperlicher Anstrengung benötigt.

- **Energieversorgung:** Sie spielen eine Rolle bei der Energieproduktion und helfen dabei, den Blutzuckerspiegel zu stabilisieren, indem sie den Glukose-Stoffwechsel unterstützen.
- **Immunsystem:** Sie stärken das Immunsystem und unterstützen die Bildung von neuem Gewebe.
- **Stressbewältigung:** Durch ihre positive Auswirkung auf das Nervensystem mindern sie den Einfluss von Stress, der dem Körper zusetzt.

### Erniedrigte Werte

Ein Mangel kann sich auf vielfältige Weise bemerkbar machen:

- schnellere körperliche Erschöpfung und Ermüdung der Muskulatur
- mangelnder Antrieb, Gedächtnis- und Leistungsschwäche
- Blutzuckerschwankungen, Insulinresistenz, Lebererkrankungen
- Lichtempfindlichkeit der Haut, zu starke oder zu schwache Hautpigmentierung

### Analoge Entsprechung

Auf seelisch-geistiger Ebene sind die Aminosäuren Isoleucin, Leucin und Valin mit Ihrem Durchhaltevermögen und Ihrer inneren Stärke verbunden. Sie festigen Ihren Willen, voranzukommen und sich nicht von Rückschlägen unterkriegen zu lassen. Ein ausgeglichener Aminosäurespiegel sorgt für Ihre Fähigkeit, sich von emotionalen Verletzungen zu heilen und persönliches Wachstum zu fördern.

## Lysin

1,90 – 3,47 mg/dl

Lysin ist ein wertvoller Helfer im Körper, der das Immunsystem stärkt und in vielen Lebensprozessen eine Schlüsselrolle spielt:

- **Abwehrkräfte:** Lysin stärkt das Immunsystem, indem es zur Bildung von Antikörpern beiträgt. Es hat antivirale Eigenschaften, besonders gegen Herpesviren.
- **Bindegewebe:** Als unverzichtbarer Bestandteil von Kollagen trägt Lysin zur Festigkeit und Elastizität von Haut, Sehnen und Bändern bei.
- **Kalziumhaushalt:** Die Aminosäure unterstützt die Einlagerung von Kalzium in die Knochen und hilft, das Risiko von Osteomalazie (nicht zu verwechseln mit Osteoporose) zu verringern.
- **Fettstoffwechsel:** Lysin und Methionin helfen dem Fettstoffwechsel, indem sie dazu beitragen, dass Fettsäuren in die Mitochondrien der Zellen transportiert werden, wo sie für die Lebensenergie (ATP) genutzt werden.
- **Psychische Gesundheit:** Lysin ist an der Produktion von Serotonin beteiligt, einem Neurotransmitter, der Stimmung und Wohlbefinden beeinflusst. Es kann die Stresstoleranz verbessern und Ängste vermindern.

### Erniedrigte Lysinwerte

Ein Mangel an Lysin kann sich vielseitig äußern:

- Infektanfälligkeit
- Müdigkeit, Leistungsabfall, chronische Erschöpfung
- Bindegewebsschwäche
- Depressionen, Ängste, geringe Stresstoleranz
- Kollagenmangel, spröde Haut und brüchige Nägel

### Analoge Entsprechung

In der ganzheitlichen Betrachtung wird Lysin wegen seiner Rolle bei der Kollagenbildung mit Ihrer Widerstandsfähigkeit und einer festen inneren Haltung assoziiert. Es unterstützt außerdem die emotionale Stabilität und Ihre Fähigkeit, Herausforderungen zu begegnen und sie zu meistern.

## Methionin

0,29 – 1,12 mg/dl

Die Aminosäure Methionin ist reich an Schwefel und spielt eine besondere Rolle in der Gesundheit und Funktionalität des Körpers:

- **Entgiftung:** Methionin ist die einzige unverzichtbare Aminosäure, die Schwefel enthält. Sie trägt zur Entgiftung bei, indem sie Schwefelgruppen bereitstellt, die für die Neutralisierung schädlicher Substanzen in der Leber benötigt werden.
- **Stoffwechsel:** Methionin ist an verschiedenen Stoffwechselprozessen beteiligt, einschließlich der Bildung anderer schwefelhaltiger Moleküle wie Cystein und Taurin.
- **Gelenk- und Knorpelgesundheit:** Als Vorstufe von Chondroitin und Glucosamin spielt Methionin eine wichtige Rolle bei der Gesunderhaltung von Gelenken und Knorpel.
- **Haar, Haut und Nägel:** Die Aminosäure ist ein wichtiger Bestandteil von Keratin, einem Protein, das für die Struktur von Haaren, Haut und Nägeln entscheidend ist.

### Erniedrigte Methioninwerte

Ein Mangel an Methionin kann diverse körperliche Probleme nach sich ziehen:

- Infektanfälligkeit
- Stimmungsschwankungen, Depressionen und Ängste
- vermehrte Harnwegsinfekte
- Bindegewebsschwäche, Arthrose, Knorpelabbau
- mangelnde Entgiftung, Fetteinlagerungen in der Leber

### Analoge Entsprechung

Auf feinstofflicher Ebene besitzt Methionin die Fähigkeit, Sie von negativen Einflüssen zu befreien und vor ihnen zu schützen. Befinden Sie sich in Phasen der Wandlung und Veränderung, sorgt Methionin für Ihre innere Stärke und die Aufrechterhaltung innerer Struktur.

## Phenylalanin

0,59 – 1,11 mg/dl

Phenylalanin verbessert die Leistungsfähigkeit und vermindert den Appetit. Die Aminosäure ist außerdem bei diesen Vorgängen im Körper wichtig:

- **Gedächtnis:** Phenylalanin ist ein Baustein für die Produktion von wichtigen Gehirnchemikalien wie Dopamin, Adrenalin und Noradrenalin, die Stimmung, Aufmerksamkeit und Stressreaktionen beeinflussen.
- **Energie und Leistungsfähigkeit:** Phenylalanin ist ein Ausgangsstoff für die Synthese der Aminosäure Tyrosin, die die Leistungsfähigkeit steigert und den Blutdruck reguliert.
- **Appetitzügler:** Phenylalanin wirkt als Appetitzügler, indem es die Bildung von Cholecystokinin im Magen-Darm-Trakt anregt.

- **Schmerzregulierung:** Es ist an der Modulation der Schmerzempfindung im Körper beteiligt.

### Erniedrigte Phenylalaninwerte

Ein Mangel an Phenylalanin kann zu diversen Symptomen führen:

- Infektanfälligkeit, Antriebslosigkeit, Müdigkeit
- sinkende Leistungsfähigkeit und Stressresistenz
- Konzentrationsschwierigkeiten und Gedächtnisprobleme
- erhöhte Schmerzwahrnehmung
- Hormonschwankungen der Schilddrüse und Nebennieren

### Analoge Entsprechung

Auf seelischer Ebene wird Phenylalanin mit Ihrer Fähigkeit, Freude zu empfinden und eine positive Grundstimmung zu halten, assoziiert. Es unterstützt dabei, motiviert zu bleiben, sich selbst immer weiter anzutreiben, sich Herausforderungen zu stellen und erfolgreich Ihre Ziele zu erreichen.

## Threonin

**1,12 – 2,05 mg/dl**

Threonin ist ein Baustein vieler Proteine mit vielfältigen Aufgaben. Es unterstützt unter anderem das Immunsystem und die Regeneration.

- **Proteinsynthese:** Die Aminosäure ist ein unverzichtbarer Bestandteil vieler Proteine und somit essenziell für das Wachstum und die Instandhaltung des Körpers.
- **Unterstützung des Immunsystems:** Threonin spielt eine Rolle bei der Bildung von Antikörpern und somit bei der Abwehr von Krankheitserregern.

- **Aufbau von Kollagen und Elastin:** Diese Proteine sind wichtig für gesunde Haut, Bänder und Sehnen und tragen zur Elastizität und Festigkeit dieser Gewebe bei.
- **Darmbarriere:** Threonin unterstützt die Funktion der Darmschleimhaut und trägt zur Aufrechterhaltung einer gesunden Darmbarriere bei.
- **Fettleber:** Threonin wirkt einer Fettleber entgegen.

### Erniedrigte Threoninwerte

Ein Mangel an Threonin kann mehrere Auswirkungen haben:

- Müdigkeit, Erschöpfung
- Appetitlosigkeit, Gewichtsverlust
- Fettleber und gestörter Harnsäurestoffwechsel
- Durchblutungsstörungen (auch im Gehirn)
- Bindegewebsschwäche, Probleme mit Bändern und Sehnen
- Infektanfälligkeit
- Darmbarrierestörungen (Leaky Gut)

### Analoge Entsprechung

Analog zu seiner Rolle im Bindegewebe steht Threonin auf seelischer Ebene für Ihre innere Stärke und die Fähigkeit, flexibel auf Veränderungen zu reagieren. Es unterstützt Ihren Schutz gegenüber äußeren Einflüssen und bringt Ihnen innere Stabilität.

## Tryptophan

0,53 – 1,07 mg/dl

Tryptophan nimmt eine Schlüsselrolle in verschiedenen biologisch ablaufenden Prozessen ein:

- Vorläufer von Serotonin: Tryptophan ist bekannt dafür, dass es die Vorstufe von Serotonin ist, einem Neurotransmitter, der die Stimmung, den Appetit, das emotionale Wohlbefinden und das Schlafverhalten beeinflusst.
- Schlafqualität: Durch seine Umwandlung in Serotonin und dann in Melatonin hilft Tryptophan, den Schlaf-wach-Rhythmus zu regulieren und somit die Schlafqualität zu verbessern.
- Gehirnfunktion: Als Neurotransmittervorstufe ist Tryptophan entscheidend für die kognitive Funktion und kann Einfluss auf Gedächtnis und Lernfähigkeit haben.

### Erniedrigte Tryptophanwerte

Ein Mangel an Tryptophan kann sich durch verschiedene Symptome äußern:

- Ein- und Durchschlafstörungen
- depressive Verstimmung und Angstzustände
- gesteigerte Aggression
- Gedächtnis- und Konzentrationsstörungen
- Verdauungsprobleme mit starkem Verlangen nach Kohlenhydraten

### Analoge Entsprechung

Ein ausgeglichener Tryptophanspiegel im Blut ist auf seelischer Ebene mit innerer Ruhe und Harmonie verbunden. Er steht für Ihre Fähigkeit, sich von den Herausforderungen des Tages zu erholen und zu regenerieren.

## Laborbeispiel für unverzichtbare Aminosäuren

| Blutwert | Gemessener Wert | | | Referenzbereich | Gemessener Wert im Referenzbereich |
|---|---|---|---|---|---|
| Aminogramm | | | | | |
| Isoleucin | EP | 0.56 | mg/dl | 0.41-1.13 | |
| Leucin | EP | 1.29 | mg/dl | 0.87-2.18 | |
| Lysin | EP | 2.22 | mg/dl | 1.90-3.43 | |
| Methionin | EP | 0.36 | mg/dl | 0.29-1.12 | |
| Phenylalanin | EP | 0.80 | mg/dl | 0.59-1.11 | |
| Threonin | EP | 1.30 | mg/dl | 1.12-2.05 | |
| Tryptophan | EP | 0.94 | mg/dl | 0.53-1.07 | |
| Valin | EP | 2.19 | mg/dl | 1.76-3.33 | |

Aus Sicht von »Labor ganzheitlich« weist der Befund bei fast allen unverzichtbaren Aminosäuren, die über die Nahrung zugeführt werden, keine optimalen Werte (grüner Bereich) auf. Von der Zufuhr einzelner Aminosäuren ist hier abzuraten. Meine Empfehlung ist AMINO BALANCE (NewLife nutrition). Die Presslinge enthalten die für den Menschen essenziellen Aminosäuren optimal kombiniert und ohne Zusatzstoffe. Dadurch verfügt das Mittel über den höchsten Proteinnährwert, ohne den Stoffwechsel zu belasten. Der sonst üblicherweise beim Eiweißstoffwechsel anfallende Stickstoff entfällt in dieser Kombination fast ganz. Bereits nach weniger als 30 Minuten stehen die Bausteine dem Stoffwechsel zur Verfügung. Sogar Menschen mit Proteinverwertungsstörungen aufgrund von Magen-Darm- oder Nierenproblemen profitieren davon.

# Mikronährstoffe

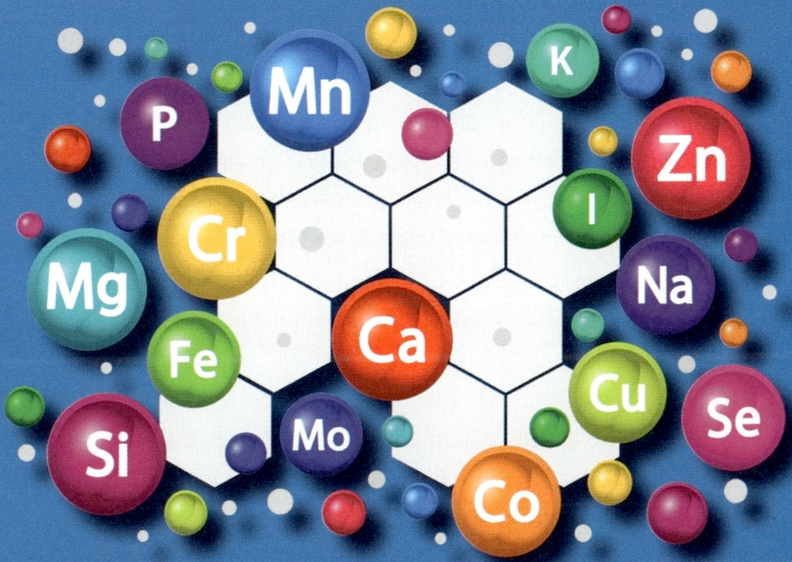


## Mineralien und Spurenelemente – die Wundermittel unserer Gesundheit

Der Körper ist ein faszinierendes und komplexes System, in dem viele verschiedene Substanzen und Elemente eine wichtige Rolle spielen. Zu diesen essenziellen Bestandteilen gehören die Mikronährstoffe – winzige Bausteine, die eine große Wirkung auf Ihre Gesundheit, Ihr Wohlbefinden und Ihre Lebensenergie haben. Doch was sind Mikronährstoffe eigentlich? Und was genau tun sie in Ihrem Körper?

Mikronährstoffe, auch »Mineralien«, »Vitamine«, »Spurenelemente« oder »Salze« genannt, erfüllen wichtige Aufgaben im Stoffwechsel und Hormonsystem. Sie dienen der Aufrechterhaltung des Wasserhaushalts und der elektrischen Aktivität von Muskel- und Nervenzellen. Der Körper kann sie nicht selbst herstellen, sie müssen ihm täglich mit der Nahrung zugeführt werden. Aufgrund des reichhaltigen Nahrungsangebots ist in Deutschland bei einer ausgewogenen Ernährung sichergestellt, dass alle notwendigen Mineralien in ausreichender Menge aufgenommen werden. Überschüssige Mikronährstoffe werden über Nieren, Haut und Verdauungssystem ausgeschieden. Die Voraussetzung für ein gesundes Gleichgewicht der Mikronährstoffe ist ein intakter Stoffwechsel.

Ein Teil der Mikronährstoffe befindet sich überwiegend in den Zellen (intrazellulär). Andere wiederum zirkulieren hauptsächlich in der Blutflüssigkeit, also außerhalb der Zellen (extrazellulär). Die unterschiedliche Verteilung ermöglicht eine ausreichende Zellernährung und den Austausch von Stoffen und Informationen durch die Zellmembran. Zur Beurteilung des Versorgungszustands ist immer eine Vollblutanalyse erforderlich. Für die Zellstoffwechselkontrolle ist es notwendig, die Mikronährstoffe aus einer Laborprobe sowohl im Serum als auch im Vollblut zu bestimmen.

Tauchen Sie nun in die Welt der wichtigsten Mikronährstoffe ein, und entdecken Sie, wie diese kleinen Wundermittel Ihrer Gesundheit dienen und wie Sie durch eine Blutuntersuchung mehr über ihren Status in Ihrem Körper erfahren können.

## Kalium

**im Serum 3,5 – 5,1 mmol/l | im Vollblut 1573 – 2092 mg/l**

Kalium nimmt eine zentrale Stellung im Stoffwechsel der Muskeln und Nerven ein. Es aktiviert verschiedene Enzyme, die für den Aufbau von Eiweißen und den Abbau von Kohlenhydraten zuständig sind. Auch an der Regulierung des Blutdrucks ist das Element beteiligt. Die Weltgesundheitsorganisation empfiehlt bei Bluthochdruck eine gesteigerte Zufuhr von Kalium, da es sowohl den systolischen als auch den diastolischen Blutdruck senken kann. Hier ist allerdings Vorsicht geboten, da der Zellstoffwechsel nur dann optimal funktioniert, wenn Kalium, Natrium, Calcium und Magnesium in einem ausgeglichenen Verhältnis zueinander stehen.

### Erhöhte Kaliumwerte

Ein erhöhter Kaliumspiegel im Serum kann entstehen, wenn bei der Blutentnahme die Venen zu lange gestaut wurden oder aus dem Blut kein Serum hergestellt wurde. Durch den Zerfall der roten Blutkörperchen (Hämolyse) tritt Kalium aus der Zelle ins Serum. Weitere mögliche Ursachen:

- Stress, da Kalium als Energiebringer benötigt wird (in diesem Fall ist der Kaliumspiegel im Vollblut erhöht)
- Medikamente wie kaliumsparende Diuretika, ACE-Hemmer (Blutdrucksenker), Schmerzmittel (z. B. Diclofenac, Ibuprofen, Acetylsalicylsäure), Antibiotika (z. B. Cotrimoxazol) und in der Krebstherapie verwendete Zytostatika
- akutes Nierenversagen oder ein Mangel an Nebennierenhormonen (Mineralkortikoide, z. B. Aldosteron)

### Erniedrigte Kaliumwerte

Ein verminderter Kaliumspiegel entsteht meist dadurch, dass zu viel dieses Mineralstoffes verloren geht. Auslöser dafür sind:

- Therapie mit Entwässerungsmitteln
- akute Nierenschwäche bei gleichzeitig gesteigerter Urinausscheidung
- Durchfall, Erbrechen oder Missbrauch von Abführmitteln
- starkes Schwitzen (Sport, Saunagänge etc.)
- Überproduktion des antidiuretischen Nebennierenhormons Aldosteron (Hyperaldosteronismus, auch »Conn-Syndrom« genannt)
- längere Behandlung mit Cortison
- übermäßiger Genuss von Lakritze
- seit Langem bestehende katabole Stoffwechselentgleisung (verminderte Regeneration und Zellerneuerung), etwa das metabolische Syndrom oder Diabetes mellitus (Zuckerkrankheit – dabei ist das Kalium im Serum meist erhöht und im Vollblut reduziert)

Kaliummangel führt zu einer allgemeinen Muskelschwäche. Die Folge sind Reizleitungsstörungen mit Extrasystolen und Herzstolpern. Unspezifische Symptome wie Schwindel, Müdigkeit, Konzentrationsmangel, Verstopfung oder niedriger Blutdruck können ebenfalls auf einen Kaliummangel hinweisen. Einen natürlichen Ausgleich bieten Lebensmittel wie Fleisch und frisches Gemüse, die große Mengen des Minerals enthalten.

Fehlen Kalium und Magnesium in den Körperzellen, wird die Stoffwechsellage auch als »metabolische Alkalose« bezeichnet. Die Zelle produziert die Energie nicht mehr in den dafür vorgesehenen Kraftwerken (Mitochondrien), sondern in der Matrix der Zelle (im Cytosol). Dieser Prozess wird auch als »Krebsstoffwechsel« gesehen, wenn er dauerhaft besteht. Das macht eine Regulation des Zellstoffwechsels notwendig. Vorübergehend kann er z. B. mit ZELL ACTIV von NewLife nutrition, bestehend aus Kalium- und Magnesiumcitrat, unterstützt werden.

## Analoge Entsprechung

Kalium ist ein anregendes und die Begeisterung weckendes Mineral, das Ihnen Aktivität und Vitalität verleiht. Es gibt Ihnen den Mut, Neues zu wagen, Ihre Grenzen zu überwinden, Ihre Komfortzone zu verlassen. Es ist der Anteil des »Robinson Crusoe« in Ihnen, der ganz auf sich gestellt etwas aus seinem Leben macht. Setzen Sie die Ihnen innewohnenden Kräfte und Fähigkeiten ein, werden Sie aktiv, dann entsteht Selbstvertrauen, das »Ich kann es«-Gefühl.

Ein Kaliummangel wirkt sich deutlich auf Ihre Psyche aus. Es kann sich eine Neigung zum Schwarzsehen, zu Pessimismus und depressiven Verstimmungen entwickeln, ein Gefühl des Ausgebranntseins breitmachen, oder es fehlt Ihnen an Selbstvertrauen und Durchsetzungskraft. Sie sitzen in Ihrem Leben auf dem Beifahrersitz. Wichtig ist, dass Sie das Lenkrad wieder in die Hand nehmen.

Ein Kaliumüberschuss äußert sich durch Überheblichkeit und Arroganz. Es könnte Ihnen an Empathie und Einfühlungsvermögen mangeln.

## Natrium

**im Serum 136 – 145 mmol/l | im Vollblut 1706 – 2170 mg/l**

Natrium reguliert den Wasserhaushalt, ist wichtig für das Säure-Basen-Gleichgewicht und aktiviert verschiedene Enzyme des Stoffwechsels. Enzyme sind Biokatalysatoren, die chemische Reaktionen im Körper anregen. Beim Aufbau der elektrischen Spannung an den Zellmembranen sowie der Weiterleitung von Nervenimpulsen, am Herzrhythmus und der Muskelarbeit ist Natrium ebenfalls beteiligt.

Natrium kommt in Form von Tafelsalz und weiteren Salzen in den unterschiedlichsten Lebensmitteln vor. Durch stark salzhaltige Fertigkost wird in den Industrieländern sechsmal mehr Natrium aufgenommen, als der Körper in der Regel benötigt. Dadurch kommt es zu einem relativen Kaliummangel. Zahlreiche Studien weisen nach, dass übermäßiger Salzkonsum das Risiko von Herz-Kreislauf-Erkrankungen erhöht. Dass er den Blutdruck erhöht, gilt allerdings nicht für jeden Menschen. Nur etwa jeder dritte von Bluthochdruck Betroffene reagiert nach dem Verzehr salzhaltiger Speisen mit steigenden Blutdruckwerten.

### Erhöhte Natriumwerte

Bei einer Erhöhung der Natriumkonzentration im Blutserum kann es zu Bewusstseinsstörungen, Ruhelosigkeit, Muskelzittern oder Krämpfen kommen. Die Ursachen dafür sind:

- verminderte Wasserzufuhr
- erhöhter Flüssigkeitsverlust als Folge von Durchfall, Erbrechen, Fieber oder starkem Schwitzen
- chronisches Nierenversagen

- Verabreichung großer Mengen natriumhaltiger Infusionslösung
- Trinken von Salzwasser
- Überproduktion des antidiuretischen Nebennierenhormons Aldosteron (Hyperaldosteronismus, auch »Conn-Syndrom« genannt)

Sind Natrium und Calcium im Vollblut erhöht und gleichzeitig Kalium und Magnesium vermindert, besteht eine starke Zellstoffwechselstörung. Diese ist meist die Folge einer zu hohen Dauerbelastung, die der Organismus nicht mehr kompensieren kann. Müdigkeit, eingeschränkte Leistungsfähigkeit und unklare Beschwerden sind häufig die spürbaren Symptome. Das Gesamtbild weist auf eine metabolische Alkalose (Anstieg des pH-Werts im Blut durch eine Bikarbonaterhöhung oder durch den Verlust von Wasserstoffionen) hin. Damit der Stoffwechsel nicht weiter entgleist, kann der Zellstoffwechsel mit Kalium- und Magnesiumcitrat wieder ins Gleichgewicht gebracht werden (z. B. mit ZELL ACTIV von NewLife nutrition).

### Erniedrigte Natriumwerte

Vor allem bei Säuglingen, Kleinkindern und älteren Menschen führt ein Natriummangel rasch zu einer lebensbedrohlichen Entgleisung des Wasserhaushalts. Das äußert sich durch Übelkeit, Erbrechen, Kopfschmerzen, Verwirrtheit oder Muskelschwäche. Ursachen eines Mangels können eine vermehrte Flüssigkeitsausscheidung oder eine »Verdünnung« des Blutes sein durch:

- eine Erhöhung des Flüssigkeitsvolumens bei Herzinsuffizienz, Leberzirrhose oder Nierenfunktionsstörungen
- Medikamente aus der Gruppe der Diuretika, die in Verbindung mit Blutdrucksenkern eingesetzt werden, Schmerzmittel (z. B. Morphin oder Ibuprofen) sowie Antidepressiva

### Analoge Entsprechung

Natrium, das »Salz der Zufriedenheit«, entspricht dem Bild des »Diogenes von Sinope«, der in einem Fass lebte und auf die Frage von Alexander dem Großen, ob er einen Wunsch habe, den er ihm erfüllen könne, antwortete: »Geh mir nur ein wenig aus der Sonne!« Wenn auch Sie so eine Zufriedenheit empfinden, können Sie sich jederzeit den Ihnen gegebenen Möglichkeiten anpassen, Sie können verzichten und hergeben. Dabei ist Natrium immer in Verbindung mit seinem Antagonisten Kalium zu sehen. Ein ausgewogenes Verhältnis schenkt Ihnen Wohlbefinden. Sie fühlen sich mit der Umgebung verbunden und sind mit ihr im Einklang.

**Ein Zuviel an Natrium** blockiert Ihre Aktivität und Begeisterung. Ihnen fehlt es an Lebensfreude, Selbstvertrauen und der Kraft, sich im Leben durchzusetzen. Wer sich aber zu leicht zufriedengibt, verzichtet auf Selbstverwirklichung und entwickelt das Gefühl, ein Opfer zu sein.

**Ein Zuwenig an Natrium** hingegen zeigt sich in Überheblichkeit, Überaktivität und Aktionismus. Sie suchen Erfüllung im Außen, nicht im Inneren. Statt selbstzufrieden zu sein, suchen Sie möglicherweise Befriedigung durch materielle Dinge.

## Calcium

**im Serum 2,15 – 2,50 mmol/l | im Vollblut 55,6 – 78,8 mg/l**

Calcium ist das im menschlichen Körper am häufigsten vorkommende Mineral. Bekannt ist es für seine Bedeutung beim Aufbau und Erhalt starker Knochen und Zähne. Die Knochengesundheit hängt jedoch nicht allein von Calcium ab. Eine wesentliche Rolle spielt der Anteil des Bindegewebes im Knochen, das etwa 75 % der Knochenmasse ausmacht. Damit ist der Knochen fest und elastisch zugleich, kann etwas federn, ohne zu brechen, ähnlich einer Stahlbetonbrücke. Bei einer **Osteoporose** nimmt der Knochen insgesamt an Bindegewebssubstanz ab, während die Mineralisierung bestehen bleibt. Das macht den Knochen hart und starr. Er verliert an Elastizität und kann infolgedessen leichter brechen. Werden, wie in der Schulmedizin bei einer Osteoporose üblich, Calcium und Vitamin D eingenommen, erhöht sich der Calciumanteil, und somit steigt das Bruchrisiko des Knochens weiter. Osteoporose ist die Folge einer verminderten Regeneration im Knochenstoffwechsel. Es handelt sich nicht um eine Calciumverlust-Erkrankung. Darum ist eine Unterstützung des Stoffwechsels mit Silizium (z. B. in Form von Kieselsäure) und Magnesium der sinnvollere Behandlungsweg.

Im Stoffwechsel ist Calcium notwendig für die Erregung der Muskeln und Nerven, den Glykogenaufbau sowie die Zellteilung und die Aktivierung einiger Enzyme und Hormone. Im Rahmen einer Allergie oder bei Entzündungen (anaboler Stoffwechselzustand) hat Calcium eine cortisolähnliche Wirkung, da es in der Lage ist, die Zellmembran abzudichten und dadurch die Ausschüttung des Botenstoffes Histamin zu verringern.

Der Gegenspieler von Calcium ist Magnesium. Beide sollten im ausgewogenen Verhältnis im Organismus vorhanden sein.

### Erhöhte Calciumwerte

Ein leichter Calciumüberschuss im Blut verursacht in der Regel keine Beschwerden. Erst bei einem deutlich erhöhten Wert treten Müdigkeit, Konzentrationsschwäche, Kopfschmerzen, Depressionen, Verstopfung, Muskelschmerzen, Herzrhythmusstörungen oder Steinbildung bis hin zur Nierenverkalkung auf. Ursachen dafür können sein:

- Überfunktion der Nebenschilddrüsen (erkennbar an erhöhtem Parathormon)
- Schilddrüsenüberfunktion (TSH erniedrigt, fT3 erhöht)
- Unterfunktion der Nebennierenrinde
- Überdosierung von Vitamin-D- oder Vitamin-A-Präparaten
- Einnahme von Lithium (bei psychischen Erkrankungen) oder von Entwässerungsmitteln (Thiazide)
- Knochenmetastasen (verursachen einen starken Anstieg)

Erhöhte Werte im Vollblut weisen auf einen stark gestörten Zellstoffwechsel mit erhöhtem Krebsrisiko hin. Dabei sind in der Regel Kalium und Magnesium im Vollblut vermindert.

### Erniedrigte Calciumwerte

Verschiedene Faktoren können zu einer verminderten Calciumkonzentration im Blut führen. Ursachen dafür sind:

- ein Mangel an Parathormon (Das Hormon regelt die Calciumkonzentration im Blut. Fehlt es, wird Calcium vermehrt über die Nieren ausgeschieden. Hauptursache dieses Mangels ist die Entfernung der Nebenschilddrüse im Rahmen einer Schilddrüsenoperation. Ein länger bestehender Magnesiummangel kann ebenfalls zu einem Calciummangel führen. Magnesium ist wichtig für die Freisetzung des Parathormons.)
- ein Mangel an Vitamin D durch eine verminderte Aufnahme im Darm
- ein Mangel an Sonnenlicht oder Störungen im Nieren- oder Leberstoffwechsel (Niereninsuffizienz oder Leberzirrhose)
- eine akute Bauchspeicheldrüsenentzündung (Pankreatitis) und verschiedene Medikamente (Antiepileptika, Entwässerungsmittel und Cortison)

Obst und Gemüse sind reich an Calcium. Die in der Literatur propagierte Aufnahme von Calcium über Milch oder Milchprodukte ist dagegen fragwürdig. Obwohl Milch viel Calcium enthält, ist insbesondere Kuhmilch für die meisten Menschen kein bekömmliches Nahrungsmittel. Außerdem wird Calcium immer nur in Verbindung mit Magnesium verstoffwechselt. Milch enthält nur wenig Magnesium, sodass der hohe Calciumgehalt der Milch keinen Vorteil bietet. Kuhmilch gilt neben Weizen als »Mutter aller Allergien« und als wesentlicher Auslöser von Darmbarrierestörungen (Leaky Gut). Darauf gehe ich später noch genauer ein.

### Analoge Entsprechung

Betrachten Sie Calcium als Grundstein Ihrer inneren Festigkeit und gleichzeitig als Schlüssel zu Ihrer inneren Freiheit. Es symbolisiert die Balance zwischen Stabilität und Ihrer Fähigkeit, sich an Veränderungen anzupassen. Calcium stärkt nicht nur Ihre Knochen, sondern fördert auch ein Gefühl der Sicherheit, das es Ihnen erlaubt, offen für neue Erfahrungen zu sein.

Ein Gleichgewicht im Calciumhaushalt reflektiert, wie gut Sie in Ihrem Leben fundamentale Sicherheit mit der Flexibilität verbinden, die für Ihr persönliches Wachstum notwendig ist. Es zeigt Ihnen, dass wahre innere Freiheit auf einem stabilen Fundament aufbaut, dank dessen Sie sich sicher und ungehindert bewegen können.

## Magnesium

**im Serum 0,66 – 1,07 mmol/l | im Vollblut 31,7 – 44,0 mg/l**

Magnesium ist ein lebenswichtiges Mineral, das in zahlreichen physiologischen Prozessen eine Rolle spielt. Es ist allgemein bekannt, dass es bei Wadenkrämpfen hilft. Das Supermineral kann aber noch viel mehr. Im Rahmen der Herzgesundheit trägt es zum Erhalt eines normalen Herzrhythmus bei und kann helfen, das Risiko von Herz-Kreislauf-Erkrankungen zu reduzieren. Magnesium wird in über 300 Enzymsystemen verwendet und beeinflusst fast alle Abläufe im Organismus. Dieses Mineral ist für viele Zellfunktionen nötig und an fast allen Stoffwechselvorgängen beteiligt. Zum Aufbau gesunder Zähne und Knochen sowie für die Muskelfunktion wird es benötigt. Bei jedem Energieverbrauch, etwa Bewegung, Sport oder körperlicher Arbeit, spielt Magnesium eine Rolle. Neueste Untersuchungen ergaben, dass es auch die Folgeschäden des Diabetes mellitus (Zuckerkrankheit) lindert.

### Erhöhte Magnesiumwerte

Ein Magnesiumüberschuss ist zuerst erkennbar an körperlicher Schwäche wie Müdigkeit, niedrigem Blutdruck oder einer Darm- und Blasenträgheit bis hin zu Verstopfung bzw. Inkontinenz. In ausgeprägten Fällen kann es auch zur Beeinträchtigung der Atemmuskulatur oder zu Herzrhythmusstörungen kommen. Mögliche Ursachen sind:

- akutes oder chronisches Nierenversagen
- übermäßige Zufuhr von Magnesiumpräparaten
- Nebennieren- oder Nebenschilddrüsenschwäche
- Medikamente gegen Sodbrennen, die Magensäure binden (Antazida), sowie magnesiumhaltige Abführmittel

## Erniedrigte Magnesiumwerte

Ein Magnesiummangel kann symptomlos bleiben, aber auch vielerlei Beschwerden verursachen, z. B. Schlafstörungen, Verstopfung, Appetitlosigkeit, Kopfschmerzen, Schwindel, depressive Zustände, Nervosität, Krämpfe der Muskulatur, Herzrhythmusstörungen oder Stressanfälligkeit. Ursachen können sein:

- erhöhte Magnesiumausscheidung über die Nieren
- Zuckerkrankheit (Diabetes mellitus – Dabei zeigt sich bei längerem Bestehen der Erkrankung häufig im Vollblut neben einem Mangel an Magnesium auch ein Mangel an Kalium.)
- Mangelernährung, Essstörungen, Alkoholismus
- Überfunktion der Schilddrüse
- Über- oder Unterfunktion der Nebennieren
- verschiedene Medikamente, z. B. Abführmittel, Antibabypille, Antibiotika oder Zytostatika
- Die Einnahme von Vitamin D und Calcium in Hochdosis können einen relativen Magnesiummangel verursachen.

Während der Schwangerschaft und Stillzeit, in der Wachstumsphase sowie bei starker körperlicher Anstrengung und vermehrter Stressbelastung besteht ein erhöhter Magnesiumbedarf.

## Analoge Entsprechung

Magnesium kann Ihre innere Ruhe und Authentizität fördern. Es unterstützt Sie dabei, in Stressmomenten gelassen zu bleiben und fördert Ihre Fähigkeit zur Selbstreflexion und Selbstachtung.

Ein ausgewogener Magnesiumspiegel symbolisiert innere Harmonie und ermutigt Sie, sich selbst treu zu bleiben. Es hilft Ihnen, Ihre authentische Stimme zu finden und zu bewahren, was unerlässlich für echte Selbstachtung ist. Dazu ist eine ruhige und zentrierte Haltung nötig, die Sie durch Selbstbesinnung erreichen.

## Chlor

im Serum 98 – 107 mmol/l

Chlor ist das am häufigsten vorkommende Anion im Körper und zu einem Großteil an Natrium gebunden. Es sorgt zusammen mit anderen Elektrolyten dafür, dass zwischen Zellaußen- und Zellinnenraum eine Grundspannung besteht. Chlor beeinflusst den Wasserhaushalt, die Nervenleitung und den Herzrhythmus. Außerdem spielt es eine Rolle in der Regulation des Säure-Basen-Haushalts. Das Element ist ein Schlüsselbestandteil der Salzsäure (HCl) im Magen und unterstützt die Verdauung, indem es ein saures Milieu für den Abbau von Nahrungsmitteln schafft.

### Erhöhte Chlorwerte

Erhöhte Werte führen im Körper zu einer Übersäuerung (Azidose). Mögliche Ursachen dafür sind:

- Autoimmun- und Nierenerkrankungen
- Diabetes mellitus (Zuckerkrankheit)
- metabolisches Syndrom
- Dehydration

Erhöhte Werte können auch den Einstrom von Jod in die Zelle behindern. Dadurch kommt es zu einem intrazellulären Jodmangel bei gleichzeitigem erhöhtem Jodspiegel im Blutserum.

### Erniedrigte Chlorwerte

Erniedrigtes Chlor im Blutserum macht sich durch Kopfschmerzen, Übelkeit, Muskelkrämpfe und Bewusstseinsstörungen bemerkbar. Ursachen können sein:

- starkes Schwitzen oder Erbrechen
- Entwässerungstabletten oder Nierenschwäche

- chronische Atemwegserkrankungen (da es dann zu einem Anstieg des Kohlenmonoxidgehalts im Blut kommen kann)

### Analoge Entsprechung

Chlor steht symbolisch für das Fließen von Emotionen und Ihre Fähigkeit, die Höhen und Tiefen des Lebens zu verdauen. Es unterstützt nicht nur die körperliche Zersetzung von Nahrung, sondern steht auch analog für die emotionale Verarbeitung, die notwendig ist, um Klarheit und Reinheit in Ihrem Inneren zu erlangen.

Ein ausgewogener Chlorspiegel weist darauf hin, dass Sie gut darin sind, sowohl Ihre Lebensmittel als auch Ihre Erlebnisse effektiv zu verdauen. Es fördert Ihre Fähigkeit, sich von emotionalen Unreinheiten zu befreien und klare Verhältnisse in Ihrem Leben zu schaffen.

Dieses Mineral ermutigt Sie, offen und anpassungsfähig zu bleiben, um so die verschiedenen emotionalen Zustände, die das Leben mit sich bringt, zu akzeptieren und zu verarbeiten.

## Phosphor anorganisch

**0,81 – 1,45 mmol/l**

Anorganischer Phosphor ist im Stoffwechsel beteiligt an der Knochenbildung, der Energieproduktion und der Funktion von Zellen, Nerven und Muskeln. Das Salz ist eng mit Calcium und dem Vitamin-D-Haushalt verknüpft. Es hält Knochen und Zähne stark und ist essenziell für die Bildung von Adenosintriphosphat (ATP), der Hauptenergiequelle für zelluläre Funktionen. Phosphor ist ein Teil der Phospholipide, die die Zellmembranen bilden und für die Zellstruktur und -funktion wichtig sind.

## Erhöhte Phosphorwerte

Erhöhte Werte können durch folgende Erkrankungen entstehen:

- Nierenschwäche
- übermäßige Zufuhr von Phosphor über die Ernährung oder Nahrungsergänzungsmittel
- Überdosierung von Vitamin D
- Akromegalie (hormonelle Erkrankung mit Überproduktion des Wachstumshormons)
- Knochentumore und deren Metastasen

## Erniedrigte Phosphorwerte

Reduzierte Werte haben ihre Ursache in:

- Vitamin-D-Mangel
- Alkoholismus
- einem erniedrigten Calciumgehalt im Blut
- unzureichende Aufnahme durch die Ernährung oder Störungen im Darm
- Nierenschwäche durch übermäßige Ausscheidung

## Analoge Entsprechung

Anorganischer Phosphor ist ein Symbol für Ihre Vitalität und Ihr geistiges Wachstum. Er ist ein wesentlicher Bestandteil der ATP-Moleküle, die Energie in Ihren Zellen speichern und freisetzen. Diese Funktion ist ein Symbol für die Nutzung Ihrer inneren Energiereserven und Potenziale in verschiedenen Lebensbereichen.

Ein ausgewogener Phosphorspiegel unterstützt nicht nur Ihre körperliche Gesundheit und Energie, sondern spiegelt auch eine dynamische und lebendige geistige Aktivität wider. Das Salz ermutigt Sie, Ihre kreativen und intellektuellen Fähigkeiten zu nutzen und zu erweitern, was essenziell für Ihr persönliches Wachstum und Ihre Entwicklung ist.

Ein hoher Posphorspiegel im Blut weist auf eine zu starke geistige Aktivität hin, die mit einem instabilen vegetativen Nervensystem einhergeht. Sie sind dann leicht reizbar, schnell genervt und haben möglicherweise eine geringe Toleranzschwelle. Ihnen fehlt es an Gelassenheit.

## Eisen

**im Serum 6 – 35 µmol/l | im Vollblut Erwachsene 430 – 602 mg/l**

Eisen ist für seine Rolle beim Sauerstofftransport, in der Zellatmung und in zahlreichen Stoffwechselprozessen bekannt. Der Organismus reguliert die Eisenaufnahme und -speicherung genau, um eine ausreichende Versorgung zu gewährleisten, ohne toxische Werte zu erreichen.

Die wichtigste Aufgabe des in den roten Blutkörperchen befindlichen eisenhaltigen Hämoglobins ist der Sauerstofftransport. Eine reibungslose Sauerstoffversorgung über Lunge und Blut ist die Grundvoraussetzung für die Aufrechterhaltung unseres Lebens. Eisen ist an der Umwandlung von Nährstoffen in Energie beteiligt, einem Prozess, der für alle Zellfunktionen lebensnotwendig ist. Es ist außerdem ein wichtiger Mikronährstoff für das Immunsystem und hilft bei der Bekämpfung von Infektionen.

### Erhöhte Eisenwerte

Erhöhtes Eisen im Serum oder im Vollblut kann folgende Ursachen haben:

- Hämochromatose (eine genetische Störung, die mit einer vermehrten Eisenaufnahme einhergeht. In diesem Fall ist auch immer das Ferritin (Speichereisen) im Blut erhöht.)
- Versuch des Organismus, einen Eisenmangel zu kompensieren (Ferritin ist gleichzeitig erniedrigt)
- Lebererkrankungen wie Hepatitis (Leberentzündung) oder Leberzirrhose (Leberschrumpfung)
- übermäßige Zufuhr von Eisen durch Nahrungsergänzungsmittel oder Eiseninfusionen

### Erniedrigte Eisenwerte

In der zivilisierten Welt leiden etwa 25 % und in Ländern mit Mangelernährung sogar 75 % der Menschen unter Eisenmangel. Frauen verlieren mit Beginn der ersten Menstruation alle vier Wochen regelmäßig Blut und somit auch Eisen. Eine Ergänzung über die Nahrung kann diesen Verlust oftmals nicht ausgleichen. Die Eisenspeicher (Ferritin) leeren sich mit der Zeit. Solange der Wert des Hämoglobins (Bluteisen) noch in der Norm liegt, wird der Eisenmangel bei gewöhnlichen Laboruntersuchungen oft nicht diagnostiziert.

Symptome des Eisenmangels:

- anfangs Blässe von Haut und Schleimhaut
- Erschöpfungszustände durch Mangel an Zellregeneration und Sauerstoffunterversorgung
- Konzentrationsstörungen (ADHS) aufgrund eines Dopaminmangels
- depressive Verstimmungen durch fehlendes Serotonin
- Burn-out-Syndrom (der »Akku« ist leer, Kraftreserven fehlen)

- Schlafstörungen aufgrund eines Melatoninmangels
- Schwindel durch Energiemangel und einen zu niedrigen Blutdruck
- Kopfschmerzen durch Energiemangel
- Restless-legs-Syndrom aufgrund eines Hormonmangels
- Haarausfall, brüchige Nägel
- rissige Mundwinkel

Ursachen des Eisenmangels:

- Zu 80 % ist der Eisenmangel auf chronische Blutungen im Rahmen der Menstruation oder aufgrund von Sickerblutungen zurückzuführen.
- verminderte Eisenzufuhr bei Vegetariern
- verminderte Eisenaufnahme bei fehlender Magensäure, chronischem Durchfall, Einnahme von Antirheumatika oder Antibiotika und bei vermehrter Kaliumzufuhr
- Erhöhter Eisenbedarf besteht während der Schwangerschaft, Stillzeit, bei Kindern im Wachstum, verstärktem Muskelaufbau oder nach Operationen.

**Hinweis:** Der Eisenwert im Serum schwankt stark und eignet sich daher nicht zur Diagnose eines Eisenmangels. Erste Hinweise ergeben sich aus einem niedrigen Eisenwert im Vollblut. Erst niedrige Ferritinwerte sind ein deutlicher Indikator für einen Eisenmangel.

## Analoge Entsprechung

Eisen ist das Symbol für Stärke, Vitalität, Handlung, Ausdauer und Selbstvertrauen. Ein ausgewogener Eisenspiegel unterstützt Ihre Fähigkeit, mit Herausforderungen umzugehen und durchzuhalten. Er symbolisiert die innere Festigkeit, die es Ihnen ermöglicht, trotz Widrigkeiten standhaft und auf Ihr Ziel ausgerichtet zu bleiben.

Übertragen auf die geistige und emotionale Ebene, erinnert Eisen Sie daran, innere Kraft und Entschlossenheit zu kultivieren.

## Ferritin

| | | |
|---|---|---|
| Männer | 10 – 20 Jahre | 26 – 133 ng/ml |
| | 21 – 60 Jahre | 58 – 391 ng/ml |
| | > 60 Jahre | 66 – 319 ng/ml |
| Frauen | 10 – 20 Jahre | 16 – 185 ng/ml |
| | 21 – 60 Jahre | 17 – 218 ng/ml |
| | > 60 Jahre | 52 – 349 ng/ml |

Ferritin spielt eine zentrale Rolle bei der Regulierung des Eisengehalts im Körper. Es bindet Eisen in einer löslichen, ungiftigen, bioverfügbaren Form und speichert es in den Zellen, sodass der Körper bei Bedarf darauf zugreifen kann. Die Ferritinkonzentration im Blutserum spiegelt daher die Menge des gespeicherten Eisens wider und ist ein wichtiger Indikator für die Eisenversorgung.

Ein Verdacht auf Eisenmangel ist berechtigt, wenn der Ferritinwert unter 50 ng/ml liegt. Nach den Erfahrungen des Schweizer Arztes Dr. med. Beat Schaub sind bei einem Ferritinwert von 20 ng/ml die Eisenspeicher nicht ausreichend gefüllt.

### Erhöhte Ferritinwerte

Ursachen, die zu erhöhten Ferritinwerten im Blut führen können, sind:

- Eisenüberladung aufgrund einer genetischen Störung, die als »Hämochromatose« bezeichnet wird
- akute Phase einer Entzündung

- Lebererkrankungen und Leberschäden
- Vitamin-B12-Mangel
- Belastungen mit Blei oder Aluminium

### Erniedrigte Ferritinwerte

Grundsätzlich sind die Anzeichen eines Ferritinmangels mit den beschriebenen Symptomen eines Eisenmangels identisch. Ursachen für verminderte Ferritinwerte können sein:

- Eisenmangel mit erschöpften Eisenspeichern (geht häufig mit einem Mangel an Hämoglobin und Anzeichen einer körperlichen und seelisch-geistigen Schwäche einher)
- chronisch anhaltender Blutverlust, z. B. durch die Menstruation oder Blutungen im Verdauungstrakt

### Analoge Entsprechung

Ferritin, das Speicherprotein für Eisen im Körper, bietet eine wunderbare Möglichkeit, über die Bedeutung von Reserven und die Vorbereitung auf zukünftige Anforderungen nachzudenken.
Stellen Sie sich Ferritin als einen natürlichen Speicher vor, der nicht nur Eisen sammelt und bewahrt, sondern auch als Symbol für das Halten und Verwalten Ihrer inneren Ressourcen dient.

Ein gesunder Ferritinspiegel zeigt an, dass Ihr Körper gut darauf vorbereitet ist, Eisen bei Bedarf freizusetzen, um Vitalität und Energie zu fördern. Diese Fähigkeit steht symbolisch für Ihre emotionale und psychische Widerstandsfähigkeit.

Ferritin erinnert Sie daran, wie wichtig es ist, auf Zeiten höherer Anforderungen vorbereitet zu sein, indem Sie in Zeiten der Ruhe Reserven anlegen.

## Kupfer

| | |
|---|---|
| **im Serum** | **Männer 10,7 – 26.6 umol/l \| Frauen 12,6 – 24,4 umol/l** |
| **im Vollblut** | **0,75 – 1,17 mg/l** |

Kupfer ist ein lebensnotwendiges Spurenelement, das in allen Körpergeweben vorkommt. Es ist wichtig für den Zellstoffwechsel und fördert die Eisenaufnahme im Dünndarm. Das Element spielt eine Schlüsselrolle im Aufbaustoffwechsel, ist an der Bildung von roten Blutkörperchen beteiligt und unterstützt das Nerven- und Immunsystem.

### Erhöhte Kupferwerte

Ein zu hoher Kupferwert im Blut allein hat keine Aussagekraft. Ist der Körper starkem Stress ausgesetzt, wird mehr Kupfer aus den Speichern ins Blut geholt. Der Spiegel kann jedoch auch aufgrund einer Vielzahl von Erkrankungen erhöht sein, so z. B. bei:

- akuten oder chronischen Entzündungen
- einer Schilddrüsenüberfunktion
- Leberbelastungen
- einem Östrogenanstieg (etwa durch die Antibabypille, im Zuge einer Schwangerschaft oder durch viel Bauchfett)
- malignen Tumoren
- Leukämie
- Diabetes mellitus (Zuckerkrankheit)
- Störungen in der Hirnanhangsdrüse (Hypophyse)
- Sauerstoffmangel im Gewebe

### Erniedrigte Kupferwerte

Folgende Krankheitsbilder gehen mit einem erniedrigten Kupferspiegel einher:

- Morbus Wilson (Kupferspeicherkrankheit – Die Leber kann nicht ausreichend Kupfer an die Galle abgeben. Zugleich ist die Bildung des Bindungseiweißes Coeruloplasmin gestört, das für den Kupfertransport im Blut zuständig ist.)
- Nierenstörungen, z. B. das nephrotische Syndrom
- Aufnahmestörungen im Darm durch eine erhöhte Zinkzufuhr
- Mangelernährung

### Analoge Entsprechung

Kupfer ist das Symbol für Flexibilität, Wärme- und Energieübertragung in Ihrem Inneren. Es fördert Ihre Sensibilität und steigert Ihre Lebenslust und Ausgeglichenheit.

Sind die Kupferkräfte im Verhältnis zum Eisen in Ihnen zu stark, zeigt dich das durch Mutlosigkeit und einen Mangel an Selbstvertrauen bis hin zu depressiven Verstimmungen. Zu schwache Kupferkräfte führen zu einer erhöhten Reizbarkeit und zu Stimmungsschwankungen.

## Eisen und Kupfer im Dialog

Metalle und die damit zusammenhängenden Prozesse im Organismus sind leicht verständlich, wenn wir sie als Gegensatzpaare betrachten und das polar wirkende Metall miteinbeziehen. Polarität bedeutet nicht Feindschaft, die sich meidet, sondern Gegensätzlichkeit, die einander anregt und sich braucht. Eisen und Kupfer bilden solch ein polares Paar, das sich ergänzt.

**Kupfer** bildet als Ausdruck der **Venuskräfte** den Gegenpol zum Eisen und vertritt das **weibliche Prinzip** im Menschen. Dessen organischer Bezug sind Nieren, Thymus und das venöse Kreislauf-system. Die Kupferkräfte wirken im Auf- und Abbaustoffwechsel mit stärkerem Anteil im Letzteren.

**Eisen** ist der Repräsentant der **Marskräfte,** des **männlichen Prinzips.** Im Organismus finden wir dieses in Galle und Schilddrüse wieder. Eisen regt den Stoffwechsel und das arterielle Blutsystem an. Es ist ein Meister der Abwehr und Entgiftung und befreit den Organismus von allem, was nicht zu ihm gehört.

**Kupfer** fördert die Sensibilität unserer Sinnesorgane, steigert die Lebenslust und weckt den Wunsch nach körperlicher und seelisch-geistiger Harmonie. Es ist zuständig für die »weiblichen« Merkmale Anpassungsfähigkeit und bedingungslose Liebe. Der typische Kupfercharakter ist sinnlich, mitfühlend und rücksichtsvoll.

**Eisen** steht für Handlung, Selbstvertrauen und Potenz. Das zeigt sich durch körperliche und seelisch-geistige Stärke. Menschen mit einem gesunden Eisenstoffwechsel können sich Ziele setzen und diese trotz Widerständen erreichen. Robustheit, Tatkraft und Willensstärke sind Qualitäten des typischen Eisencharakters.

In Bezug auf das vegetative Nervensystem entspricht der Kupferprozess dem Parasympathikus und Eisen dem Sympathikus. Das Zusammenspiel beider Äste des vegetativen Nervensystems ist wichtig. Ein Übergewicht der Mars-/Eisenkräfte macht hitzig, überaktiv, zappelig, reizbar und aggressiv. Werden dabei die Grenzen des Gegenübers überschritten, kommt es zu Rücksichtslosigkeit und Manipulation. Ein Übergewicht der Venus-/Kupferkräfte zeigt sich durch Willenlosigkeit, Rückzug und Ängste bis hin zur Depression. Es fehlt der Mut zur Entscheidung. Diese Auswirkung der Kupferkräfte wird gefördert durch einen Eisenmangel, aber auch durch die Einnahme der Antibabypille. Steigt der Kupferspiegel durch die Pilleneinnahme extrem (> 30 µmol/l) an, sollte über eine alternative Antibabypille oder andere Verhütungsweisen nachgedacht werden.

Während **Eisen** Druck aufbaut (Bluthochdruck, Glaukom), wirkt **Kupfer** entspannend und entkrampfend. Beide Metalle können zu Nahrungsmittelunverträglichkeiten führen, wenn sie sich in ihrer Polarität nicht ausgleichen. Es besteht auch ein gemeinsamer Bezug zur Schilddrüse und zu Autoimmunerkrankungen. Die Neurodermitis zeigt sich bei einem Eisenüberschuss heiß und trocken, bei zu viel Kupfer feucht und nässend. Asthma, eine Störung der Ausatmung, gehört zur Niere und somit zu einem Mangel an Kupferkräften.

Diese Darstellung der beiden Metalle ist aus einem umfangreichen Studium der Literatur und eigener Praxiserfahrung entstanden. Es handelt sich dabei um ein komplexes Geschehen unterschiedlicher in uns wirkender Kräfte.

## Zink

**Serum 52 – 108 µg/dl | Vollblut 4,61 – 7,34 mg/l**

Zink ist nach Eisen das zweithäufigste Spurenelement in unserem Körper. Gespeichert wird es in der Skelettmuskulatur, im Knochengewebe sowie in Haut, Nägeln und Haaren. Zink benötigt der Körper zwar nur in kleinsten Mengen, trotzdem ist es für den Stoffwechsel, das Hormon- und Immunsystem unabdingbar. Es dient im Stoffwechsel als Katalysator für die Enzyme und ist am Aufbau der Hormone beteiligt.

Bei einer Ernährungsweise mit wenig tierischem Protein und gleichzeitig hohem Getreideanteil kann es zu einem Zinkmangel kommen. Auch einige Medikamente, etwa Anabolika, Antibabypille und Metall bindende Medikamente (z. B. Kortikosteroide, Penicillamin usw.), können ihn begünstigen. Dauerstress und erhöhte Östrogenwerte sind ebenfalls Zinkräuber.

## Erhöhte Zinkwerte

Zu viel Zink kann unterschiedliche Symptome hervorrufen, z. B. Kopfschmerzen, Übelkeit, Durchfall, Erbrechen, Bauchkrämpfe oder einem Metallgeschmack auf der Zunge. Zu erhöhten Zinkwerten kann es kommen durch:

- Überdosierung von Nahrungsergänzungsmitteln, die Zink enthalten
- säurehaltige Speisen und Getränke aus zinkhaltigen Behältern
- Einatmung von Zinkoxiddämpfen (Industrie)

## Erniedrigte Zinkwerte

Zinkmangel kann durch eine verminderte Zufuhr von zinkhaltigen Lebensmitteln oder eine Aufnahmestörung im Darm entstehen. Bei einem erhöhten Bedarf in der Schwangerschaft und Stillzeit oder in Wachstumsphasen bei Kindern kann es ebenfalls zu einem Zinkmangel kommen. Die Auswirkungen zeigen sich in unterschiedlichen Symptomen:

- geschwächtes Immunsystem und häufige Infekte, z. B. Herpes
- hormonelle Störungen (Libidoverlust, Potenzstörungen, verminderte Fruchtbarkeit)
- Hauterkrankungen (trockene oder schuppige Haut, Akne, Ekzeme)
- Störungen der Sinnesorgane (Seh-, Geruchs- oder Geschmacksstörungen)

- Erkrankungen der Nägel (brüchige oder splitternde Nägel, vermehrte Rillenbildung, weiße Flecken)
- Erkrankungen der Haare (Haarausfall, vorzeitiges Ergrauen, glanzloses oder brüchiges Haar)
- seelisch-geistige Beschwerden (Konzentrationsstörungen, Müdigkeit, allgemeine Leistungsschwäche, Antriebslosigkeit, Abgeschlagenheit)

### Analoge Entsprechung

Zink ist ein Symbol für Schutz und Regeneration in Ihrem inneren Selbst. Es unterstützt die Integrität Ihrer körperlichen Barrieren wie Haut und Schleimhäute und bietet somit einen direkten Schutz gegen äußere Angriffe.

Auf seelisch-geistiger Ebene wird Zink als ein Mineral betrachtet, das Sie dabei unterstützt, Ihre inneren Grenzen zu festigen und zu schützen. Es fördert Ihre Fähigkeit, sich von emotionalen oder mentalen Belastungen zu regenerieren, und stärkt Ihre Widerstandskraft gegenüber Stress und den Herausforderungen des Alltags.

Ein ausgewogener Zinkspiegel unterstützt nicht nur Ihr physisches Wohlbefinden, sondern ermöglicht auch, dass Sie sich ausreichend sicher und geschützt fühlen, um Ihre persönliche Entwicklung und emotionale Heilung voranzutreiben.

Zink lehrt Sie, wie wichtig es ist, auf Ihre innere Stimme zu hören und sich selbst Raum für Erholung und Erneuerung zu geben.

## Selen

im Serum 74,0 – 139,0 µg/l | im Vollblut 94,1 – 163,8 µg/l

Selen ist ein essenzielles Spurenelement mit bedeutenden antioxidativen Eigenschaften, schützt also vor freien Radikalen. Es spielt eine wichtige Rolle im Immunsystem und bei der Prävention von Zellschäden sowie bei der Umwandlung inaktiver Schilddrüsenhormone in deren aktive Form. Darum wird bei Schilddrüsenerkrankungen häufig pauschal Selen verschrieben – leider oft, ohne es vorher im Blut bestimmt zu haben, um die richtige Dosierung zu finden.

### Erhöhte Selenwerte

Dauerhaft erhöhte Selenwerte (bis hin zu einer Selenvergiftung) können sich in Form von Gedächtnis- oder Sehproblemen, Haarausfall, Nagelveränderungen oder neurologischen Schäden äußern. Ursache kann sein:

- übermäßige Zufuhr durch Nahrungsergänzungsmittel

### Erniedrigte Selenwerte

Zu wenig Selen macht sich bemerkbar durch weiße Flecke auf den Fingernägeln, schuppige und blasse Haut, Haarausfall, Leberstörungen, Bluthochdruck, Schilddrüsenunterfunktion oder geringe Spermiendichte im Ejakulat. Ursache dafür können sein:

- starker Blutverlust
- Ernährungsfehler
- Aufnahmestörungen im Darm
- verschiedene Erkrankungen (z. B. Bulimie, nephrotisches Syndrom, chronischer Durchfall)

### Analoge Entsprechung

Die analogen Bedeutungen von Selen sind Reinigung, Schutz und Erneuerung. Auf der seelisch-geistigen Ebene hilft Ihnen Selen, Belastungen und negative Einflüsse aus Ihrer Umgebung abzuwehren. Es unterstützt die Reinigung von emotionalen und mentalen Toxinen und fördert Ihre Fähigkeit, sich von inneren Belastungen zu erholen und zu regenerieren.

Ein ausgewogener Selenspiegel fördert nicht nur Ihr körperliches Wohlbefinden, sondern hilft Ihnen auch, sich geistig frisch und frei von negativen Einflüssen zu fühlen.

Selen lehrt Sie die Bedeutung von innerer Reinheit und Erneuerung und, wie essenziell diese Prozesse für Ihre Lebensqualität sind.

## Jod

**im Serum 40 – 80 µg/l**

Jod ist ein essenzielles Spurenelement. Jede Zelle des Körpers benötigt es in kleinen Mengen. Jodmangel ist ein weltweites Problem, auch in Deutschland. Eine Unterversorgung mit Jod führt nach neuesten Untersuchungen zu einem erhöhten Risiko für Brust-, Gebärmutter-, Eierstock- und Prostatakrebs sowie während der Schwangerschaft zu Störungen der Hirnentwicklung beim Fötus. Auch Hashimoto-Thyreoiditis, Multiple Sklerose, Parkinson sowie Zyklusstörungen, depressive Verstimmungen, Haarausfall und Schwierigkeiten, schwanger zu werden, intellektuelle Defizite und Kropfbildung werden mit einem Mangel an Jod in Verbindung gebracht.

Die aktuelle medizinische Ausbildung vermittelt, dass Jod ausschließlich für die Synthese der Schilddrüsenhormone benötigt wird. Relativ wenig Gedanken macht man sich dagegen über die möglichen Wirkungen von Jod in anderen Organen und Geweben. Nur etwa ein Drittel des im menschlichen Körper vorkommenden Jods ist allerdings in der Schilddrüse bzw. den Schilddrüsenhormonen zu finden. Der »Arbeitskreis Jodmangel« berichtet, dass es in den letzten Jahren Überlegungen hinsichtlich einer möglichen antioxidativen Schutzfunktion durch Jodid gibt. Es baut freie Radikale ab. Damit werden die Körperzellen und die Erbsubstanz vor Schäden und (bösartigen) Veränderungen bewahrt. Einige Autoren sehen Jod als stärkste Entgiftungssubstanz.

In der Natur findet man Jod fast ausschließlich in gebundener Form als Salz vor, z. B. als Kaliumiodid oder Natriumiodid. In der Erdkruste ist es so zwar weitverbreitet, aber nicht in Hülle und Fülle. Die Ozeane beheimaten die wichtigsten Jodquellen, nämlich Meeresorganismen wie Seetang, Muscheln (z. B. Austern) und Fisch. Geringe Jodmengen finden sich auch im Eigelb von Hühnereiern, in tierischen Fetten, Käse, Butter, Ananas, Artischocken, Spargel, Karotten, Brokkoli und dunkelgrünem Gemüse. Einige Gemüsesorten wie Kohl und Spinat können die Jodaufnahme allerdings auch blockieren.

## Erhöhte Jodwerte

Erhöhte Jodspiegel im Laborbefund können zu einer Überfunktion der Schilddrüse (Hyperthyreose) oder einer Schilddrüsenentzündung (Thyreoiditis) führen. Ursachen dafür können sein:

- Halogenide wie Brom, Chlor, Fluor und Astat, die wir über die Nahrung aufnehmen, können den Einstrom von Jod in die Zelle blockieren. Im Laborbefund besteht dann ein er-

höhter Jodspiegel, in der Körperzelle allerdings ein Jodmangel. Ein Jodsättigungstest über das Labor bringt Klarheit.
- übermäßige Zufuhr von Jod durch Verwendung von jodierten Salzen oder Nahrungsergänzungsmitteln

## Erniedrigte Jodwerte

Frühe Anzeichen für einen Jodmangel sind Konzentrationsschwäche, Antriebslosigkeit, ständige Müdigkeit, depressive Verstimmungen sowie trockene, schuppige Haut, Verdauungsstörungen und geringe Abwehrkräfte. Bei Kindern weisen Symptome wie psychomotorische Entwicklungsstörungen, Hördefekte, verminderte intellektuelle Leistung und Lernschwäche auf eine Unterversorgung mit Jod hin. Insbesondere während der Schwangerschaft ist eine ausreichende Jodversorgung wichtig, da es sonst zu Fehlgeburten, Missbildungen oder mangelnder Hirnreifung des Fötus kommen kann. Auch die Bildung von Zysten im Bereich der Brust und der Eierstöcke (Ovarien) kann mit einem Jodmangel zusammenhängen. Ursachen, die zu einem Jodmangel führen, sind:
- mangelnde Aufnahme über die Nahrung, Luft oder Haut
- vegane Ernährungsweise
- Vegetarier mit der Blutgruppe 0 und B sind besonders betroffen.

## Analoge Entsprechung

Das Leben begann im Wasser, dem Medium mit dem größten Jodvorkommen. Ohne Jod ist keine Existenz möglich. Daher ist Jod ein wichtiger Nährstoff für Ihr persönliches Wachstum und Ihre Entwicklung. Es wird als das Mineral betrachtet, das Ihnen hilft, Ihre Gedanken zu klären und Ihre Wahrnehmungen zu schärfen. Es unterstützt Sie dabei, effektive Entscheidungen zu treffen und Ihre Ziele mit Entschlossenheit zu verfolgen.

Ein ausgewogener Jodspiegel unterstützt nicht nur Ihr körperliches Wohlbefinden, sondern auch Ihre geistige Agilität und Klarheit. Das Element lehrt Sie die Bedeutung von geistiger Klarheit dafür, erfolgreich durch Ihr Leben zu navigieren.

Ein **Jodmangel** weist Sie auf die Notwendigkeit hin, sich mehr um Ihre geistige und emotionale Gesundheit zu kümmern.

Ein **Jodüberschuss** bedeutet, dass etwas in Ihrem Leben ein Zuviel aufweist: Arbeit, Informationen oder sogar spirituelle Suche. Jod unterstreicht, wie wichtig es ist, dass Sie Ihre Grenzen kennen und respektieren, um Überstimulation und Stress zu vermeiden. Es erinnert Sie daran, die richtige Nahrung für Ihren Geist und Ihren Körper zu finden, um ein optimales Wachstum zu ermöglichen.

## Laborbeispiel für Mineralien und Spurenelemente

| Medium | Blutwert | Gemessener Wert | | | | Referenzbereich | Gemessener Wert im Referenzbereich |
|---|---|---|---|---|---|---|---|
| Serum | Kalium | S | | 3.6 | mmol/l | 3.5-5.1 | |
| | Natrium | S | | 138 | mmol/l | 136-145 | |
| | Calcium | S | | 2.15 | mmol/l | 2.15-2.50 | |
| | Magnesium | S | | 0.83 | mmol/l | 0.66-1.07 | |
| | Phosphor anorg. | S | | 1.22 | mmol/l | 0.81-1.45 | |
| | Chlorid | S | | 100 | mmol/l | 98-107 | |
| | Ferritin | S | ▼ | 11 | ng/ml | 17-218 | |
| | Eisen | S | | 10 | µmol/l | 6-35 | |
| | Kupfer | S | | 15.0 | µmol/l | 10.7-26.6 | |
| | Jod (I) im Serum | S | | 57.0 | µg/l | 40.0-80.0 | |
| Vollblut | Kupfer (Vollblut) | LH | | 0.96 | mg/l | 0.75-1.17 | |
| | Eisen (Vollblut) | LH | | 505 | mg/l | 430-602 | |
| | Kalium (Vollblut) | LH | | 1846 | mg/l | 1573-2092 | |
| | Natrium (Vollblut) | LH | | 1757 | mg/l | 1706-2170 | |
| | Calcium (Vollblut) | LH | ▼ | 54.4 | mg/l | 55.6-78.8 | |
| | Magnesium (Vollblut) | LH | | 32.7 | mg/l | 31.7-44.0 | |
| | Zink (Vollblut) | LH | | 5.53 | mg/l | 4.61-7.34 | |
| | Selen (Vollblut) | LH | ▼ | 86.8 | µg/l | 94.1-163.8 | |

Bei dem Laborbeispiel handelt es sich um einen Auszug aus einer Vital- und Stoffwechselanalyse (70 Laborwerte). Die Patientin ist untergewichtig und leidet unter Müdigkeit, Abgeschlagenheit, Kopfschmerzen und Konzentrationsstörungen. Sie hat auffällig viele weiße Flecke auf den Zähnen. Der Befund der Mineralien und Spurenelemente zeigt einen deutlichen Ferritinmangel. Es fehlt an Speichereisen und damit an inneren Kraftreserven, um mit den Herausforderungen des Lebens umzugehen. Das Eisen im Vollblut ist ausreichend, was den Schluss zulässt, dass sie den normalen Alltag gut bewältigen kann, mehr allerdings nicht.

Der Calciummangel hat eine ähnliche Aussage wie das Ferritin. Es fehlt ihr an innerer Stabilität und Sicherheit. Hinzu kommt der Mangel an Selen, das symbolisch für Schutz, Reinigung und Erneuerung steht. Ihr fehlt also die Fähigkeit, sich gegenüber schädlichen Einflüssen zu schützen oder sich von ihnen zu erholen.

Mögliche Mittel sind FERRO ACTIV von NewLife nutrition, um den Eisenstoffwechsel und damit das Selbstvertrauen und die innere Stärke zu unterstützen, kombiniert mit Cichorium Plumbo cultum D3 von Weleda. Das Mittel ist eine Kombination aus der Wegwarte (Cichorium) und Blei (Plumbum). Die Wegwarte wartet am Wegesrand und weist uns die Richtung zu uns selbst. Sie ist eine wertvolle Hilfe dabei, die eigenen Fähigkeiten zu erkennen sowie den eigenen Weg zu finden und ihn zu gehen. Auf körperlicher Ebene unterstützt die Wegwarte die Galle, die Bauchspeicheldrüse und den Darm. Sie ist die Pflanze für den Oberbauch, über den die Verdauungs- und Abwehrkräfte stabilisiert werden. Das im Mittel enthaltene und umgewandelte Blei stärkt die Milztätigkeit im Sinne einer Abschirmung des Organismus gegen die Außenwelt. Das ermöglicht der Patientin, die eigene innere Stimme stärker wahrzunehmen.

## Vitamine – die unsichtbaren Superhelden

Sie sehen sie nicht, Sie schmecken sie nicht – doch Vitamine sind lebensnotwendig für Ihre Gesundheit. Schon in kleinsten Dosen entfalten sie beachtliche Wirkungen. Sie stärken Ihr Immunsystem und sind gut für die Nerven. Vitamine sind zentrale Substanzen des menschlichen Stoffwechsels, die der Körper nicht selbst herstellen kann. Er muss sie von außen mit der Nahrung aufnehmen. Es gibt zwei Ausnahmen: Vitamin D entsteht im Organismus mithilfe von Sonnenlicht, und Vitamin K wird auch von Bakterien im menschlichen Darm gebildet.

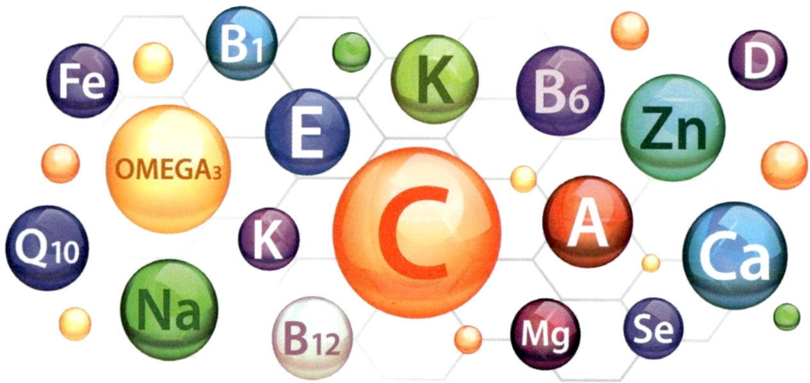


Die wichtigsten Vitaminquellen sind Obst und Gemüse. Sie finden Vitamine auch in Milchprodukten sowie in Fisch, Fleisch und Eiern. Pflanzliche Öle und Nüsse gelten ebenfalls als gute Vitaminlieferanten. Hierzulande besteht bei einer ausgewogenen Ernährung in der Regel kein Vitaminmangel mit entsprechenden körperlichen Mangelerscheinungen.

Als Nahrungsergänzung sollten Sie Vitaminpräparate nur nach vorheriger Laboruntersuchung Ihres Blutes einnehmen. Vitamine vorbeugend in großen Mengen zu substituieren, ist nicht sinnvoll, manchmal sogar schädlich. Vor allem gilt Vorsicht bei den fettlöslichen Vitaminen A, D, E und K. Da der Körper diese Vitamine speichern kann, können Überdosierungen zu gesundheitlichen Problemen führen.

Wasserlösliche Vitamine, z. B. Vitamin B und C, scheidet der Körper bei Überdosierung mit dem Urin wieder aus. Aber auch sie sollten Sie nur dann in synthetischer Form zuführen, wenn ein Bedarf medizinisch nachgewiesen ist. Die passende Dosierung kann über eine Laboruntersuchung genau bestimmt werden.

Vitamine können im Serum, im Vollblut und im EDTA-Plasma gemessen werden. Was schwerpunktmäßig untersucht wird, hängt vom einzelnen Vitamin und dessen Örtlichkeit ab.

## Vitamin A (Retinol)

**im Serum 0,37 – 0,93 mg/l**

Vitamin A ist ein fettlösliches Vitamin. Es wird über tierische Nahrung aufgenommen, seine Vorstufen, die Carotine, finden wir in pflanzlicher Nahrung. Diese müssen noch vom Stoffwechsel in das Vitamin umgewandelt werden. Vitamin A ist wichtig für eine starke Sehfähigkeit. Es spielt eine entscheidende Rolle bei der Fortpflanzung, denn es trägt zum Aufbau der weiblichen Hormone (Östrogene) bei und sorgt beim Mann für eine große Zahl und hohe Beweglichkeit der Spermien. Außerdem wird Vitamin A benötigt, um Eiweiße in Fette umzuwandeln, Zellen zu erneuern und Steroidhormone (Cortisol) herzustellen. Es sorgt auch für gesunde und feuchte Schleimhäute im Atemapparat, Verdauungstrakt und Vaginalbereich und hält Haut, Bronchien und Blase gesund.

Vitamin-A-Mangel ist in den Industriestaaten eine Ausnahme, da große Mengen an tierischer Kost den Bedarf ausreichend decken. Risikogruppen sind Vegetarier, Schwangere, Stillende, Raucher und Menschen mit Magen-Darm-Erkrankungen.

### Anzeichen einer Unterversorgung

- trockene Bindehaut, trockene Vaginalschleimhaut
- erhöhte Infektanfälligkeit in den oberen Luftwegen und Bronchien
- stellenweise stärkere Verhornung der Haut oder Akne
- Rückbildung von Hoden und Eierstöcken
- Schwierigkeiten, nachts klar zu sehen
- grauer Star
- Appetitlosigkeit
- Durchfallerkrankungen

### Vitamin A in der Nahrung

Für die richtige Menge Vitamin A sollte Ihre Ernährung ausgewogen sein. Tierische Produkte enthalten alle genügend davon. Auch durch pflanzliche Kost können ausreichende Mengen des Provitamins aufgenommen werden. Besonders Grünkohl, Kürbis, Tomate, Petersilie, Paprika, Spinat, Karotte, Mango und Pfirsich enthalten viele Carotine, die Ihr Körper zu verwertbarem Vitamin A umbaut. Da es sich um ein fettlösliches Vitamin handelt, wird Fett als Transportmedium benötigt, um das Vitamin für Ihren Körper zugänglich zu machen. Dies kann beispielsweise bei Salat durch die Hinzugabe von etwas hochwertigem Öl gewährleistet werden.

### Analoge Entsprechung

Auf seelischer Ebene steht Vitamin A für geistige Klarheit und Anpassungsfähigkeit. Es ermöglicht Ihnen, sich in neuen oder herausfordernden Situationen zurechtzufinden und fördert die Fähigkeit, über den Tellerrand hinauszusehen. So wie Vitamin A Ihnen hilft, in der physischen Dunkelheit zu sehen, unterstützt es auch Ihre geistige und emotionale Wahrnehmung.

## Vitamin B1 (Thiamin)

**im EDTA-Plasma 41,4 – 88,8 µg/l**

Vitamin B1 gehört zu den wasserlöslichen Vitaminen. Der Körper kann es nicht dauerhaft speichern, er ist auf eine regelmäßige Zufuhr angewiesen. Da es hitzeempfindlich ist, geht es beim Kochen von Lebensmitteln schnell verloren. Wirksam im Stoffwechsel wird es erst dann, wenn das mit der Nahrung aufgenommene Vitamin B1 in die biologisch aktive Form umgewandelt wurde. Vitamin B1 besitzt wichtige Funktionen im Energiestoffwechsel und im vegetativen Nervensystem. Es agiert als Coenzym bei der Verarbeitung von Kohlenhydraten, was bedeutet, dass es hilft, Zucker in nutzbare Energie umzuwandeln. Es wird auch als das »Stimmungsvitamin« bezeichnet. Es ist für einen gesunden Herzrhythmus und eine normale Muskelfunktion notwendig, stärkt die Konzentrationsfähigkeit und ermöglicht dem Körper eine große Ausdauer. Eine weitere wichtige Funktion des Vitamin B1 ist die Entsorgung schädlicher Nebenprodukte des Stoffwechsels. Diese müssen abtransportiert bzw. umgewandelt werden, damit sie keine negativen Wirkungen entfalten. Auf diesem Wege schützt Vitamin B1 auch das Herz-Kreislauf-System und vermindert das Risiko für Erkrankungen wie Herz- oder Hirninfarkt.

## Anzeichen einer Unterversorgung

- Fußbrennen
- Muskelschwäche
- Muskelschmerzen
- Herzrhythmusstörungen
- Beklemmungsgefühl im Brustbereich
- Wassereinlagerungen
- Störungen im Kohlenhydratstoffwechsel (Zucker und Stärke)
- Müdigkeit, Konzentrations-, Lern- und Gedächtnisstörungen
- Reizbarkeit, depressive Verstimmungen

Unterversorgungen kommen in Deutschland in allen Altersgruppen vor. Zu den Ursachen zählen Fehlernährung, Alkoholismus, Störungen in der Aufnahme von Vitamin B1 sowie Magnesiummangel. Auch starker Konsum von Kaffee oder schwarzem Tee erhöht den Bedarf an Vitamin B1.

## Vitamin B1 in der Nahrung

Vitamin B1 ist nur in wenigen Lebensmitteln vorhanden. Weizenkeime und Sonnenblumenkerne sind starke Vitamin-B1-Lieferanten. Auch Bierhefe, Bohnen, Haferflocken und grüne Erbsen enthalten Vitamin B1.

## Analoge Entsprechung

Das Vitamin vermittelt gute Laune, eine positive Lebenseinstellung und bringt Ausdauer und Lebenslust. Haben Sie genug Vitamin B1 im Körper, nutzen Sie Ihre Lebensenergie effizient und bewahren geistige Klarheit. Bei einem Mangel kann Ihre Stimmung dunkel, traurig und gereizt sein. Sie sind erschöpft und haben Schwierigkeiten, sich auf mentale Aufgaben zu konzentrieren.

## Vitamin B2 (Riboflavin)

**im EDTA-Plasma 180 – 295 µg/l**

Vitamin B2 spielt bei zahlreichen Stoffwechselvorgängen eine Rolle, indem es die Arbeit von Enzymen erleichtert. Es ist an der Energiegewinnung aus Kohlenhydraten, Fetten und Eiweißen beteiligt und steuert somit die Zellatmung. Für Haut, Nägel und Haare ist Vitamin B2 ein wichtiger Faktor. Bereits ein geringer Mangel führt zu schuppiger, trockener Haut und Haarausfall. Das Vitamin sorgt für ein stabiles Immunsystem und eine gute Eisenaufnahme im Darm sowie für den Transport des Eisens im Blut (Speichereisen). Es fördert Entgiftungsprozesse (Pestizide und Arzneimittel) und stärkt die Augen. Arzneimittel gegen Depressionen (trizyklische Antidepressiva) können einen Vitamin-B2-Mangel auslösen.

### Anzeichen einer Unterversorgung

- Entzündung der Schleimhäute mit Zungenbrennen
- chronische Magen-Darm-Erkrankungen, z. B. Morbus Crohn
- entzündliche, schuppende Hautveränderungen
- rissige Mundwinkel und Lippen
- Juckreiz
- verminderte Blutbildung (weiße und rote Blutkörperchen)
- Hornhautentzündung mit starkem Tränenfluss
- grauer Star oder erhöhte Lichtempfindlichkeit der Augen
- Eisenaufnahmestörungen und Speichereisenmangel

### Vitamin B2 in der Nahrung

Vitamin B2 gehört zu den wasserlöslichen Vitaminen und kann in der Nahrung als ungebundenes Riboflavin oder als Coenzym vorliegen. In diesem Fall ist es direkt an Enzyme gekoppelt. Milch und Milchprodukte gelten als gute Lieferanten. Es ist allerdings zu berücksichtigen, dass die meisten Menschen diese nicht gut verstoffwechseln können. Fleisch, Fisch und bestimmte Gemüse wie Brokkoli, Grünkohl und Avocado sorgen für eine ausreichende Zufuhr von Vitamin B2. Hitze übersteht das Vitamin sehr gut. Da es jedoch schnell durch Licht zersetzt wird, sollten Sie die entsprechenden Lebensmittel dunkel lagern.

### Analoge Entsprechung

Auf der seelisch-geistigen Ebene unterstützt Vitamin B2 Ihre geistige Klarheit und Vitalität. Es hilft Ihnen, sich energetisch und lebendig zu fühlen, was Ihre Fähigkeit verbessert, auf Herausforderungen zu reagieren und Stress zu bewältigen.

Haben Sie einen Mangel an Vitamin B2, kann auf körperlicher Ebene der Energiestoffwechsel nicht optimal aufgebaut werden. Darunter leiden Ihre Abgrenzungsflächen Haut und Schleimhäute. In der analogen Betrachtung entspricht dies einem inneren Rückzug. Ihre Kommunikation auf der Gefühlsebene reduziert sich, sie isolieren sich immer mehr. Das innere »Dimmen« des Energiestoffwechsels führt zu einer Verminderung Ihrer Aktivität und Vitalität. Sie verlieren die Fähigkeit, Lebensherausforderungen klar zu sehen und zu bewältigen.

## Vitamin B6 (Pyridoxin)

**im EDTA-Plasma 13,1 – 32,5 µg/l**

Dieses vielseitige und aktive Vitamin stärkt Nerven und Abwehrkräfte und regelt zentrale Abläufe im Stoffwechsel. Der Körper benötigt es, um Eiweiße in Aminosäuren umzuwandeln und in die Körperzellen einbauen zu können. Darüber hinaus sorgt Vitamin B6 für die Umwandlung der Aminosäuren in Neurotransmitter wie Serotonin, was für die Stimmungsregulation und das Schlafverhalten wichtig ist. Es unterstützt die Freisetzung von Energie aus gespeicherten Kohlenhydraten und die Bildung von Glukose, was besonders in Zeiten des Fastens oder zwischen den Mahlzeiten wichtig ist. Vitamin B6 stärkt das Immunsystem, indem es die Produktion von Antikörpern unterstützt, die gegen Krankheitserreger kämpfen. Um den vielfältigen Aufgaben im Nerven- und Hormonsystem nachkommen zu können, sollte Vitamin B6 besonders in der Schwangerschaft und in den Wechseljahren ausreichend vorhanden sein.

### Anzeichen einer Unterversorgung

- spröde Haut, Haarausfall, rissige Mundwinkel, Hautausschläge
- Symptome des prämenstruellen Syndroms (PMS – Traurigkeit, Stimmungsschwankungen, Ödeme, Brustspannen, Unterleibsschmerzen)
- Wechseljahresbeschwerden
- Schwangerschaftsübelkeit
- Depressionen und Stimmungsschwankungen aufgrund fehlender Neurotransmitter
- Konzentrationsschwäche
- Kryptopyrrolurie (eine Stoffwechselstörung, die mit einem Mangel an Vitamin B6, Mangan und Zink einhergeht)
- Eine Anämie (kleine rote Blutkörperchen) aufgrund der Rolle des Vitamins in der Hämoglobinsynthese (Eisen in den roten Blutkörperchen) kann den Sauerstoffgehalt des Blutes verringern.

### Vitamin B6 in der Nahrung

Sowohl in pflanzlichen als auch in tierischen Lebensmitteln ist ausreichend Vitamin B6 enthalten, das von Ihrem Körper sehr gut aufgenommen werden kann. Besonders reichhaltig sind Putenbrust, Rinderfilet, Lachs, Hering, Makrele und Käse. Pflanzliche Quellen sind alle Kohlsorten sowie Feldsalat, Keimlinge und Hülsenfrüchte.

### Analoge Entsprechung

Auf seelisch-geistiger Ebene unterstützt Vitamin B6 Ihre emotionale und mentale Flexibilität. Es hilft, Ihre Stimmung auszubalancieren, und fördert geistige Klarheit und Konzentration. Pyridoxin unterstützt Ihre Nervengesundheit und hilft Ihnen dadurch, sich an stressige Situationen besser anzupassen sowie emotional widerstandsfähiger zu sein.

Bei einem Vitamin-B6-Mangel sind die roten Blutkörperchen häufig sehr klein. Analog betrachtet, bedeutet das, dass auch Sie sich kleinmachen und nicht Ihr wahres, Ihnen mitgegebenes inneres Potenzial leben. Ihre innere Schönheit und Wertigkeit kommen im Außen nicht zum Vorschein. Ihnen fehlt es an Selbstbewusstsein und Selbstvertrauen. Die Bewusstwerdung ihrer wahren Stärke kann durch die Verabreichung von Vitamin B6 unterstützt werden.

## Vitamin B7 (Biotin)

**im Serum >250 ng/l**

Vitamin B7, auch bekannt als »Biotin«, ist ein wasserlösliches Vitamin, das eine wichtige Rolle im Stoffwechsel von Fetten, Eiweißen und Kohlenhydraten spielt. Es regelt einige Genfunktionen im

Zellkern und sorgt für eine gesunde Haut, glänzende Haare und schöne Nägel.

### Anzeichen einer Unterversorgung

- trockene Haut, entzündliche, schuppige Hauterkrankungen und Haarausfall
- Entzündung der Augenbindehaut
- Appetitlosigkeit
- Lethargie, Müdigkeit, Depressionen bis hin zu Halluzinationen
- Muskelschmerzen

### Vitamin B7 in der Nahrung

Reich an Biotin sind Leber, Nieren, Eigelb und Hefe. Pflanzliche Lieferanten sind Nüsse, Haferflocken, Spinat und ungeschälter Reis.

### Analoge Entsprechung

Wie innen, so außen, könnte man hier sagen. Vitamin B7 stärkt Ihren inneren Glanz, der im Außen durch gesunde Haut, Haare und Nägel sichtbar wird. Vitalität und Klarheit sind die analogen Kräfte des Biotins auf seelisch-geistiger Ebene. Das Vitamin hilft Ihnen, sich in Ihrer eigenen Haut wohlzufühlen, und kann somit auch Ihr Selbstbild positiv beeinflussen.

## Vitamin B9 (Folsäure oder Folat)

**im Serum 4,4 – 31,0 ng/ml**

Vitamin B9, besser bekannt als »Folsäure« oder »Folat«, ist wasserlöslich und gehört zur Gruppe der B-Vitamine. Es ist an Wachstumsprozessen, Zellteilung und Blutbildung beteiligt. Der Körper kann nur kleine Mengen speichern, daher ist eine konstante Zufuhr über die Nahrung notwendig. Im Rahmen der Schwangerschaft ist das Vitamin für die Entwicklung des Fötus unabdingbar. Aus diesem Grund wird vielfach angeraten, währenddessen Folsäure einzunehmen. Besser ist es jedoch, den Stoffwechsel zu optimieren, statt orale Nahrungsergänzungsmittel zu substituieren. Folsäure unterstützt die Umwandlung von Homocystein in Methionin, einen Prozess, der für den Schutz des Herz-Kreislauf-Systems wichtig ist.

Folsäure ist anfällig für Oxidation. Je länger Gemüse lagert, desto geringer ist sein Gehalt an diesem Vitamin. Auch durch Kochen verliert es schnell einen Anteil der ursprünglichen anhaltenden Folsäure. Schonende Zubereitung oder besser noch der Verzehr eines Teils des Gemüses als Rohkost sorgt für eine ausreichende Versorgung. Medikamente sind ein weiterer Grund für einen eingeschränkten Folsäurehaushalt. Insbesondere Schmerzmittel, Antibiotika, Beruhigungsmittel und die Antibabypille hemmen die Verfügbarkeit von Folsäure im Körper.

### Anzeichen einer Unterversorgung

- Anämie durch Abfall der Erythrozyten (rote Blutkörperchen)
- Abgeschlagenheit, Müdigkeit, Konzentrationsstörungen
- Arteriosklerose, Herzinfarkt, Demenz
- Schleimhautveränderung in der Mundhöhle
- Kopfschmerzen
- Störungen in der Fortpflanzung
- Störungen der Immunabwehr
- verminderter Erneuerungsprozess der Körperzellen und Schwierigkeiten, Ideen in die Tat umzusetzen
- Neuralrohrdefekte (Spina bifida aperta) beim Fötus aufgrund eines Mangels während der Schwangerschaft

### Vitamin B9 in der Nahrung

Die natürliche Quelle für Folsäure ist vor allem grünes Blattgemüse. Daher leitet sich auch der Name ab – »folium« ist das lateinische Wort für »Blatt«. Reich an Folsäure sind außerdem Spargel, Kohl, Sojabohnen und Erbsen. Eigelb und Leber sind die besten tierischen Lieferanten für Folsäure.

### Analoge Entsprechung

Vitamin B9 ist zuständig für Zellteilung und Zellerneuerung. Bei einem Mangel haben Sie überwiegend alte und verbrauchte Körperzellen. Sie könnten jünger und frischer aussehen, wenn im Körper genug Vitamin B9 vorhanden wäre. Analog geschieht auf seelisch-geistiger Ebene genau das Gleiche: Es gibt einen Mangel an Erneuerung.

Vitamin B9 unterstützt Ihre geistige und emotionale Gesundheit. Es wird oft mit der Förderung eines guten mentalen und emotionalen Gleichgewichts in Verbindung gebracht und mildert Stress und Depressionen ab. Vitamin B9 hilft Ihnen, geistig agil und emotional stabil zu bleiben, was in anspruchsvollen Zeiten besonders wertvoll ist.

## Vitamin B12 (Cobalamin)

**im Serum 400 – 771 pg/ml**

Vitamin B12, auch als »Cobalamin« bekannt, ist am Abbau von Fettsäuren und an verschiedenen Stoffwechselvorgängen beteiligt. Es führt gespeicherte Folsäure in dessen aktive Form über und sorgt für eine optimale Zellteilung. Darum wird Vitamin B12 auch als das »Verjüngungsvitamin« bezeichnet. Es fördert darüber hinaus die Sauerstoffversorgung, hält das Nervensystem stabil und die Knochen elastisch.

Obwohl Vitamin B12 sowohl bei Mischkost als auch bei vegetarischer Ernährung, die tierische Produkte wie Milch und Käse einschließt, ausreichend enthalten ist, gehört Vitamin-B12-Mangel zu den am häufigsten in Deutschland auftretenden Vitamin-Defiziten bei Senioren. Die Ursache liegt oft in der mangelhaften Aktivität des Körpers beim Umbau der entsprechenden Vorstufen in das aktive Vitamin. Daran sind Magensäure und Enzyme des Dünndarms beteiligt. Zu geringe Magensäure, eine gestörte Darmflora und Darmerkrankungen sind die häufigsten Gründe für einen Vitamin-B12-Mangel. Aus medizinischer Sicht besteht ein zu alkalisches Milieu im Darm aufgrund fehlender Bitterstoffe zur Anregung der Verdauungsdrüsen.

### Anzeichen einer Unterversorgung

- Anstieg des Homocysteinspiegels im Blut (Herzinfarktrisiko)
- Zungenbrennen
- megaloblastäre Anämie (Vergrößerung der roten Blutkörperchen, MCV erhöht)
- Rückbildung der Muskulatur
- Verwirrtheit, Demenz, Gedächtnisstörungen
- Taubheitsgefühl und Kribbeln in Händen und Füßen mit Schwierigkeiten beim Gehen

### Vitamin B12 in der Nahrung

Vitamin B12 befindet sich vor allem in tierischen Lebensmitteln. Gute Lieferanten sind Fleisch, Fisch, Eier, Milch und Milchprodukte sowie Kohl und Sanddorn.

### Analoge Entsprechung

Auf seelisch-geistiger Ebene wird Vitamin B12 als Unterstützung für Ihre geistige Klarheit und emotionale Balance angesehen. Es hilft, das Nervensystem zu stabilisieren, und kann so dazu beitragen, Stress und Ängste zu reduzieren. Vitamin B12 fördert die mentale Energie und Ausdauer, sodass Sie sich auch in anspruchsvollen Zeiten klar und fokussiert fühlen.

## Nahrungsergänzungsmittel mit B-Vitaminen

Nahrungsergänzungsmittel mit B-Vitaminen werden von vielen Herstellern angeboten. VITAMIN B ACTIV von NewLife nutrition enthält eine optimale Zusammensetzung mit den wichtigsten aktiven und inaktiven B-Vitaminen und ist frei von künstlichen Farb-, Geschmacks- und Konservierungsstoffen. Wir nutzen dieses Produkt allerdings nur vorübergehend, denn der wichtigste Therapieschritt ist die Ansäuerung des Darms durch Bitterstoffe, gutes Kauen und Nahrungsmittel, die der genetischen und epigenetischen Stoffwechselprägung entsprechen.

## Vitamin C (Ascorbinsäure)

**im Vollblut 4 – 15 mg/l**

Bei dem Gedanken an Vitamin C entsteht in den meisten Menschen das Bild einer Zitrone, obwohl sie nur sehr wenig dieses berühmten Vitamins enthält. Als Radikalenfänger und Antioxidans schaltet es aggressive freie Radikale aus, die im Stoffwechsel entstehen. Vitamin C ist gut für elastische Knochen, beugt Faltenbildung vor, optimiert den Blutdruck, führt zu klarem Sehen, lässt

Stress gut überstehen, entgiftet den Körper, verhilft zu mehr Ruhe und Gelassenheit. Ein wahres »Wundervitamin« für Körper, Geist und Seele!

Vitamin C ist unabdingbar für die Gesundheit der Haut und des Gelenkknorpels. Zusammen mit Eisen ist es am Aufbau der Aminosäuren Prolin und Lysin beteiligt. Beide unterstützen die Kollagenfasern des Bindegewebes, die für eine straffe Haut und elastische Gefäße zuständig sind. Vitamin C stärkt das Immunsystem, indem es die Produktion und Funktion von weißen Blutkörperchen unterstützt und die Hautbarriere stärkt.

### Anzeichen einer Unterversorgung

- gestörte Wundheilung, trockene und schuppige Haut
- Blutungen an der Haut und Schleimhaut, blaue Flecken
- Schmerzen und Schwellungen in den Gelenken
- Zahnfleischblutungen und -entzündungen, Parodontose (Rückbildung des Zahnfleischs)
- häufige Erkältungen
- nachlassende Augengesundheit, grauer Star und Makuladegeneration (AMD)

### Vitamin C in der Nahrung

Typische Lieferanten für Vitamin C sind die Gemüsesorten Paprika, Brokkoli, Grünkohl und Petersilie. Auch Birnen, Bananen, Äpfel, Avocados und Mangos sind gute Quellen. Der Gehalt an Vitamin C in Orangen und Zitronen wird überschätzt.

### Analoge Entsprechung

Auch wenn die am deutlichsten beschriebene Wirkung von Vitamin C in Richtung »Radikalenfänger« geht, möchte ich den im Vitamin enthaltenen Aspekt »Schutz« in den Vordergrund stellen.

Schutz ist die Abgrenzung gegenüber äußeren Einflüssen. In der heutigen Zeit der Reizüberflutung ist es äußerst wichtig, dass Sie Ihre Eindrücke filtern und zwischen Wichtigem und Unwichtigem unterscheiden. Je stärker die Einflüsse von außen sind, desto weniger nehmen Sie Ihre eigene innere Stimme wahr.

Die Analogie des »Radikalenfängers« können wir dahin gehend verstehen, dass alles abgefangen wird, was wir nicht durch unsere innere Stärke (Abwehr) von uns fernhalten können. Ist Ihr Schutz im Inneren reduziert (Vitamin-C-Mangel), geht die feinstoffliche Ebene auf Rückzug. In der Medizin kann sich dieser Zustand als Depression oder auch als Demenz äußern.

## Vitamin D (Calcidiol) und das D-Hormon (Calcitriol)

| | | |
|---|---|---|
| **im Serum** | **1,25-$(OH)_2$-Vitamin D3 (Calcitriol/D-Hormon)** | **19,9 – 79,3 pg/ml** |
| | **25-OH-Vitamin D3 (Calcidiol)** | **30 – 100 ng/ml** |

Das Vitamin D3 ist bei genauer Betrachtung kein Vitamin, sondern ein Hormon. Im Gegensatz zu den üblichen Vitaminen stellt der Stoffwechsel es als Vorstufe des D-Hormons unter Einfluss von Sonnenlicht und Wärme in der Haut selbst her. In der Leber erfolgt die Umwandlung in das 25-OH-Vitamin D3 (Calcidiol), und in den Nieren erfolgt ein weiterer Umbau in das 1,25-$(OH)_2$-Vitamin D3 (Calcitriol/D-Hormon).

Das 1,25-$(OH)_2$-Vitamin D3 ist wichtig für die Knochengesundheit, indem es den Calcium- und Phosphorspiegel im Blut erhöht und dafür sorgt, dass die Knochen und Zähne stark und stabil werden und bleiben. Das ist bei einer **Knochenerweichung (Osteomalazie)** gut, kann aber bei einem **Knochenschwund (Osteoporose)** zum Verhängnis werden. In den Leitlinien der Schulmedizin wird bei einer diagnostizierten Osteoporose (Knochenschwund) Vitamin D und Calcium empfohlen. Angesichts der im Organismus ablaufenden Prozesse ist das allerdings eine falsche Entscheidung. Bei einer Osteoporose reduziert sich der elastische bindegewebige Anteil durch einen Mangel an Wachstumshormonen und Testosteron. Das führt zu einer Verhärtung des Knochens. Um das Verhältnis wieder ins Gleichgewicht zu bringen, wird durch den Stoffwechsel das Calcium im Knochen reduziert. Dieser physiologische Prozess kehrt sich durch die Gabe von Calcium und Vitamin D um. Daher kommt es bei der Therapie nach den Leitlinien häufig zu Knochenbrüchen. Vitamin-D-Gaben sind bei einer Osteoporose also kontraindiziert.

Im Immunsystem sind beide Formen des Vitamin D3 Gegenspieler. Das 25-OH-Vitamin D3 wirkt entzündungshemmend und das 1,25-$(OH)_2$-Vitamin D3 entzündungsfördernd. Auch in der Regulation des Zellwachstums zeigt sich diese Polarität. Während das 25-OH-Vitamin D3 als Krebsschutz gilt, kann das 1,25-$(OH)_2$-Vitamin D3 die Zellteilungsrate erhöhen und hat somit krebsfördernde Eigenschaften. Darum ist es wichtig, dass ein gesundes und ausgeglichenes Verhältnis beider Anteile im Blut gewahrt bleibt. Es sollte maximal 1,5-mal mehr 1,25-$(OH)_2$-Vitamin D3 (D-Hormon) im Blut vorhanden sein als 25-OH-Vitamin D3 (das Prohormon Vitamin D). Im Laborbefund wird dies als Vitamin-D-Ratio dargestellt.

### Erhöhte Vitamin-D-Ratio (D-Hormon erhöht)

Erhöhte Werte können unterschiedliche Symptome hervorrufen:

- Neigung zu Entzündungen
- Mangel an Vitalität
- erhöht das schnelle Wachstum von Wucherungen von Zellen (Krebsgefahr)

### Erniedrigte Vitamin-D-Ratio (D-Hormon erniedrigt)

Geringe Werte können sich bemerkbar machen durch:

- Rachitis bei Kindern,
- Osteomalazie bei Erwachsenen, gekennzeichnet durch weiche und schwache sowie schmerzhafte Knochen
- vermindertes Wachstum von Wucherungen

Sind aufgrund einer Rachitis/Osteomalazie Vitamin-D-Gaben als Nahrungsergänzung erforderlich, ist es wichtig, dass auch die Co-Faktoren wie K2 (sorgt dafür, dass Kalkablagerungen im Gewebe vermieden werden), Magnesium und Bor (sind für die Umwandlung von 25-OH-Vitamin D3 in 1,25-$(OH)_2$-Vitamin D3 wichtig) im Nahrungsergänzungsmittel enthalten sind. In der Praxis hat sich in diesen Fällen VITAMIN D3 ACTIV von NewLife nutrition bewährt. Jede Kapsel enthält 1000 IE Cholecalciferol pflanzlichen Ursprungs mit allen erforderlichen Co-Faktoren. Die Dosierung ist von den Ergebnissen der Laborwerte abhängig.

### Analoge Entsprechung

Vitamin D wird durch Sonnenlicht produziert und hat mit Leben, Licht, Klarheit und Struktur zu tun. Fehlt Ihnen das D-Hormon, kommt es zu einer mangelnden Festigkeit in Ihrem Skelettsystem (Osteomalazie). Auf seelisch-geistiger Ebene kann es Ihnen an Struktur im Leben, an klaren Gedanken und Zielen sowie an Ausrichtung fehlen. Ihr Handeln und Sein entsprechen zu wenig Ihrem eigenen Selbst. Ein Zuviel an D-Hormonen führt auf körperlicher und seelisch-geistiger Ebene zu Verhärtungen.

## Vitamin E (Tocopherol)

**im Serum 8,8 – 21,6 mg/l**

Vitamin E ist ein Sammelbegriff für eine Gruppe von acht fettlöslichen Verbindungen einschließlich Tocopherole und Tocotrienole. Das fettlösliche Zellschutzvitamin fängt als Antioxidans im Körper freie Radikale ab, bietet Schutz vor Infektionskrankheiten sowie Arteriosklerose und steuert die Keimdrüsen. Vitamin E reguliert die Blutgerinnung, fördert die gesunde Durchblutung und ist an der Bildung der roten Blutkörperchen beteiligt.

Viele Kosmetikfirmen nutzen das Vitamin in ihren Produkten, da es die Haut glättet und der Alterung entgegenwirkt.

### Anzeichen einer Unterversorgung

- Blutarmut (Anämie)
- Konzentrationsstörungen
- Leistungsabfall
- Infektanfälligkeit
- schlecht heilende Wunden
- Gefäßablagerungen (Arteriosklerose)
- grauer Star und Schädigung der Netzhaut des Auges mit Beeinträchtigung der Sehkraft
- prämenstruelle Beschwerden (PMS)
- inflammatorische (entzündliche) Prozesse, z. B. Rheuma, Arthritis, Autoimmunerkrankungen

### Vitamin E in der Nahrung

Gute Quellen für Vitamin E sind in erster Linie pflanzliche Öle. In geringen Mengen findet es sich auch in Nüssen, Samen, Butter, Fisch, Gemüse und Eiern.

## Analoge Entsprechung

Die antioxidative Wirkung von Vitamin E schützt Ihre Körperzellen nicht nur auf physischer Ebene, sondern bietet Ihnen auch auf seelisch-geistiger Ebene eine Abschirmung gegen negative Einflüsse. Vitamin E wird als das »Schutzvitamin« bezeichnet. Es hilft Ihnen, sowohl körperliche als auch seelische Wunden zu heilen und das allgemeine Wohlbefinden zu fördern.

# Laborbeispiel für Vitamine

| Blutwert | Gemessener Wert | | | | Referenzbereich | Gemessener Wert im Referenzbereich |
|---|---|---|---|---|---|---|
| **VITAMINE** | | | | | | |
| Vitamin A (SE) | S | | 0.58 | mg/l | 0.37-0.93 | |
| Vitamin B1 (VB) | E | | 48.3 | µg/l | 41.4-88.6 | |
| Vitamin B2 (VB) | E | | 237 | µg/l | 180-295 | |
| Vitamin B6/P5P (VB) | E | | 15.7 | µg/l | 13.1-32.5 | |
| Vitamin B7 (Biotin) | S | ▼ | 187 | ng/l | > 250 | |
| Vitamin B9 (Folsäure) | S | | 10.2 | ng/ml | 4.4-31.0 | |
| Vitamin B12 | S | ▼ | 296 | pg/ml | 400-771 | |
| Vitamin C | LH | | 8.6 | mg/l | 4.0-15.0 | |
| 1,25-OH-Vitamin D3 | S | | 65.2 | pg/ml | 19.9-79.3 | |
| 25-OH-Vitamin D3 | S | | 41 | ng/ml | 30-100 | |
| Vitamin-D-Ratio | | ▲ | 1.59 | | < 1.50 | |
| Vitamin E(SE) | S | | 13.2 | mg/l | 8.8-21.6 | |

Die Messwerte, die den grünen Referenzbereich über- oder unterschreiten, sind nach der Methode von »Labor ganzheitlich« Hinweise auf einen Mangel oder Überschuss. Die Vitamine B1, B6 und B9 weisen einen geringen Mangel auf. In Verbindung mit dem erniedrigten Vitamin B7 (Biotin) erklärt das den Haarausfall, die trockene Haut und die Müdigkeit des Patienten.

Der geringe Mangel an Folsäure und das deutliche Defizit an Vitamin B12 sind ein Hinweis auf ein alkalisches Darmmilieu. Die Enzyme der Verdauungssäfte können die aufgenommene Nahrung nicht optimal verstoffwechseln. Es fehlen Bitterstoffe in der Nahrung, und/oder die Nahrung muss länger gekaut werden (das regt die Verdauungsdrüsen an).

Das D-Hormon (1,25-$(OH)_2$-Vitamin D3) ist mehr als ausreichend vorhanden. Damit ist der Knochenstoffwechsel gut versorgt, das Immunsystem allerdings angeregt. Da sich das Hormonsystem selbst reguliert, ist es normal, dass die Produktion der Vorstufe, in diesem Fall das 25-OH-Vitamin D3, reduziert wird. Die sich rechnerisch daraus ergebende »Vitamin-D-Ratio« ist im Befund leicht erhöht. Es sollte daher keine Vitamin-D-Nahrungsergänzung eingenommen werden, damit das Immunsystem und die mögliche Wucherung von Zellen nicht weiter angeregt werden.

# Immunsystem

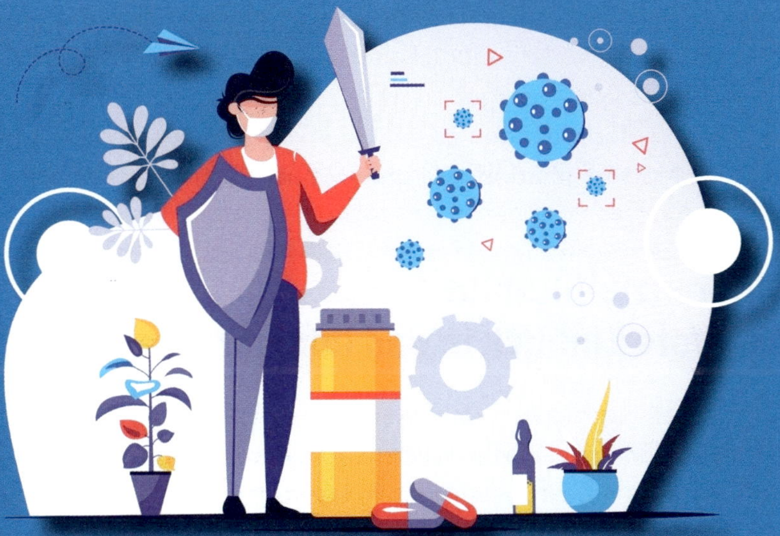

Das Immunsystem ist ein faszinierendes und komplexes Netzwerk aus Zellen, Geweben und Organen, das Sie Tag für Tag vor den unzähligen Mikroorganismen und Substanzen schützt, die Ihre Gesundheit bedrohen könnten. Wie ein hoch entwickelter Sicherheitsdienst überwacht es kontinuierlich Ihren Körper, identifiziert Eindringlinge wie Viren, Bakterien und Parasiten und bekämpft sie effektiv, um Sie gesund zu halten.

Die Fähigkeit des Immunsystems, zwischen körpereigenen Zellen und fremden Eindringlingen zu unterscheiden, ist zentral für seine Funktion. Manchmal kann dieses Gleichgewicht jedoch gestört werden, was zu Autoimmunerkrankungen führt, bei denen das Immunsystem fälschlicherweise körpereigene Zellen angreift. Andererseits kann eine Schwächung des Immunsystems die Anfälligkeit für Infektionen erhöhen.

Um die Funktionsfähigkeit und den Zustand dieses Systems zu beurteilen, können verschiedene Laborwerte herangezogen werden, die Aufschluss darüber geben, wie gut das Immunsystem in der Lage ist, auf Bedrohungen zu reagieren, und ob es möglicherweise durch Krankheiten oder Störungen beeinträchtigt ist.

## Differenzialblutbild – der erste Einblick in das Immunsystem

Zur Beurteilung des Immunsystems wird üblicherweise ein komplettes Blutbild mit Differenzialblutbild erstellt. Den Inhalt und die Bedeutung seiner einzelnen Anteile habe ich bereits im Abschnitt »Das große Blutbild« (S. 13) beschrieben. In Bezug auf das Immunsystem werden die Werte der **Leukozyten** (weiße Blutkörperchen) betrachtet. Ein erhöhter oder verminderter Wert kann auf eine Infektion, Entzündung oder eine immunologische Störung hinweisen. Auch die spezifische Anzahl sowie das Verhältnis der **Lymphozyten, Monozyten, Neutrophilen, Eosinophilen und Basophilen** zueinander gibt Aufschluss über verschiedene Aspekte der Immunantwort und kann auf spezifische Infektionen, Allergien oder andere immunologische Zustände hinweisen.

### Blutsenkungsgeschwindigkeit (BSG)

**Männer 3 – 10 mm/h | Frauen 6 – 10 mm/h**
**(Mit zunehmendem Alter können auch höhere Werte normal sein.)**

Bei einer Entzündung produziert der Körper Proteine, insbesondere Fibrinogen und andere Akute-Phase-Proteine, die im Blut zirkulieren. Sie bewirken, dass sich Erythrozyten zusammenlagern und in Form sogenannter Geldrollen absinken. Diese aggregierten Zellen sind schwerer als einzelne Erythrozyten und sinken demnach schneller. Die Geschwindigkeit dieses Vorgangs wird als Blutsenkungsgeschwindigkeit (BSG) gemessen und in Millimetern pro Stunde (mm/h) angegeben.

### Erhöhte BSG-Werte

Eine erhöhte Blutsenkungsgeschwindigkeit kann durch eine Vielzahl von Zuständen verursacht werden:

- Entzündungen, Infektionen oder Autoimmunerkrankungen
- Tumore
- chronische Nierenerkrankungen
- unbedenkliche Ursachen mit geringem Anstieg: Schwangerschaft, Anämien oder bevorstehende Menstruation
- Höhere Werte sind bei älteren Menschen im Allgemeinen üblich.

Die Blutsenkungsgeschwindigkeit kann sich bei Beginn einer Entzündung oder Infektion verzögert ändern und ist daher nicht immer dazu geeignet, akute Zustände schnell zu diagnostizieren.

### Erniedrigte BSG-Werte

Eine erniedrigte Blutsenkung kann ein Hinweis sein auf:

- Polyglobulie (erhöhte Anzahl von roten Blutkörperchen)
- Polycythaemia vera (Erkrankung der blutbildenden Zellen im Knochenmark)
- Erkrankungen mit veränderter Erythrozytenform (z. B. Sichelzellenanämie)
- vermehrter Wasserverlust

## C-reaktives Protein (CRP)

< 5 mg/l

Das C-reaktive Protein (CRP) ist ein bedeutender Marker im Blut, der vor allem im Rahmen der Diagnose und Überwachung von Entzündungsprozessen im Körper verwendet wird. Produziert wird CRP in der Leber als Reaktion auf Entzündungen, Infektionen oder andere Stresszustände.

Das Eiweiß ist ein empfindlicher und zuverlässiger Parameter, der schneller zu Ergebnissen führt als die Untersuchung der Blutsenkungsgeschwindigkeit. Seine Konzentration im Blut steigt bereits wenige Stunden nach Beginn einer Entzündung deutlich an. Bei Verdacht auf eine chronische oder latente Entzündung kann im Labor das hochsensitive C-reaktive Protein (hsCRP) untersucht werden. Es reagiert noch empfindlicher als das normale CRP. Dieser Wert gehört heutzutage zum Vorsorgepaket bei Herzinfarktrisiko.

### Erhöhte CRP-Werte

- CRP-Werte über 5,0 mg/l weisen auf eine Entzündung hin
- Werte über 1,0 und unter 5,0 mg/l sind nach der Interpretation von »Labor ganzheitlich« bereits deutliche Anzeichen für eine chronische niedriggradige Entzündung. Bei diesem Verdacht empfehle ich, das hochsensitive CRP (hsCRP) bestimmen zu lassen.

**Hinweis:** CRP-Werte allein können keine spezifische Ursache der Entzündung identifizieren. Deshalb werden sie oft in Kombination mit anderen Tests und unter Berücksichtigung der klinischen Symptome interpretiert, um eine umfassende Diagnose zu ermöglichen.

### Analoge Entsprechung

Auf seelisch-geistiger Ebene sind erhöhte CRP-Werte ein Indikator für innere Unruhe oder verborgene Konflikte. Genau wie Entzündungen im Körper oft eine Reaktion auf eine Schädigung oder eine Bedrohung sind, deuten erhöhte CRP-Werte darauf hin, dass Sie sich im emotionalen oder psychischen Bereich nicht im Gleichgewicht befinden.

## Immunglobulin A (IgA)

**im Serum 0,7 – 4,0 g/l**

Immunglobulin A (IgA) ist ein wichtiger Bestandteil des Immunsystems und spielt eine zentrale Rolle bei der Abwehr von Infektionen an den Körperoberflächen, die mit der Außenwelt in Kontakt kommen. Dies umfasst Schleimhäute des Verdauungstraktes, der Atemwege und des Urogenitaltraktes. IgA ist im Blut und in Flüssigkeiten wie Speichel, Tränen, Bronchial- und Nasensekreten sowie in der Muttermilch zu finden und hilft, Krankheitserreger zu neutralisieren, bevor sie tiefer in den Körper eindringen können.

### Erhöhte IgA-Werte

Ein Anstieg der IgA-Werte kann auf verschiedene Zustände und Reaktionen des Körpers hinweisen, dazu gehören:

- akute und chronische Infektionen im Bereich der Schleimhäute
- Belastungen der Darmbarriere, z. B. eine schwere Dysbiose (fehlerhafte Zusammensetzung der Darmbakterien)
- Autoimmunerkrankung im Darm, z. B. Zöliakie (Reaktion auf Gluten)
- chronisch-entzündliche Darmerkrankungen, z. B. Morbus Crohn oder Colitis ulcerosa

- Lebererkrankungen (Da IgA in der Leber produziert wird, kann es bei Erkrankungen dieses Organs zu einem Anstieg kommen.)

### Erniedrigte IgA-Werte

Ein Mangel an IgA ist eine der häufigsten Formen der Immundefizienz und kann verschiedene Ursachen haben:

- Darmbarrierestörungen (können zu erhöhten oder erniedrige IgA-Werten führen)
- Medikamente mit den Wirkstoffen Gold, Penicillamin und Sulfasalazin (finden Anwendung in der Rheumatherapie) und Phenytoin (Antiepileptika)
- chronische Nierenerkrankungen
- genetische Faktoren und Erkrankungen des Immunsystems

### Analoge Entsprechung

IgA ist Ihr Schutzschild gegen äußere Einflüsse. Es bewahrt Sie vor schädlichen Eindringlingen, ähnlich wie Sie emotionale und psychische Barrieren aufbauen. Ein gut funktionierendes IgA-System ist ein Zeichen dafür, dass Sie gut darauf vorbereitet sind, sich äußeren Herausforderungen zu stellen, während ein schwaches IgA-System darauf hindeutet, dass Sie anfälliger für fremde Einflüsse sind.

**Erhöhte IgA-Werte** weisen auf eine übertriebene Abwehrreaktion als Antwort auf eine wahrgenommene Bedrohung hin.

**Niedrige IgA-Werte** symbolisieren Offenheit gegenüber äußeren Einflüssen – was auch bedeuten kann, dass Sie sich nicht besonders gut abgrenzen können.

## Immunglobulin G (IgG)

**im Serum 7,0 – 16,0 g/l**

Immunglobulin G (IgG) ist der Antikörper, der am häufigsten im Körper (einschließlich des Blutes und der extrazellulären Flüssigkeit) vorkommt. Er spielt eine entscheidende Rolle bei der Abwehr von bakteriellen und viralen Infektionen. IgG-Antikörper sind hoch spezialisiert und bieten eine lang anhaltende Immunität gegen Mikroorganismen und Toxine. Sie werden gebildet, sobald das Immunsystem zum ersten Mal mit einem Krankheitserreger (Pathogen) in Kontakt kommt, und bleiben als Teil des immunologischen Gedächtnisses bestehen. IgG hilft dem Körper, sich an frühere Bedrohungen zu »erinnern« und bei einem erneuten Kontakt mit demselben Erreger eine schnelle und effektive Immunantwort zu geben.

### Erhöhte IgG-Werte

Erhöhte Werte sind ein Hinweis auf:

- akute oder chronische Infektionen
- Krebserkrankungen wie Plasmozytom
- Autoimmunerkrankungen oder rheumatoide Arthritis

### Erniedrigte IgG-Werte

Ein Mangel an IgG bedeutet ein erhöhtes Risiko für bakterielle Infektionen. Ursache können sein:

- allgemeiner Eiweißverlust über den Darm oder die Nieren
- Virusbelastungen
- Strahlen- oder Chemotherapie
- Stoffwechselstörungen wie Diabetes mellitus
- Schilddrüsenunterfunktion oder Nebennierenbelastungen (Morbus Cushing)

**Analoge Entsprechung**
Auf seelisch-geistiger Ebene ist IgG Ihr innerer Wächter, der Ihre Erfahrungen überblickt und aus ihnen lernt.

**Erhöhte IgG-Werte** weisen darauf hin, dass Sie zu stark der Vergangenheit verhaftet sind und Schwierigkeiten haben, loszulassen.

**Erniedrigte IgG-Werte** legen nahe, dass Sie möglicherweise Unterstützung dabei benötigen, aus Erfahrungen zu lernen, um sich gegen wiederkehrende negative Einflüsse zu schützen.

## Immunglobulin M (IgM)

**im Serum 0,4 – 2,3 g/l**

Immunglobulin M (IgM) ist der erste Antikörper, der bei einer neuen Infektion produziert wird, bevor andere Immunglobuline wie IgG bereitstehen. IgM ist vor allem im Blut und in der Lymphflüssigkeit präsent und hilft beim Erkennen und Neutralisieren von Viren und Bakterien. Er markiert Krankheitserreger, damit sie von den Makrophagen abgetötet werden können. Diese Eigenschaft macht IgM zu einem entscheidenden Bestandteil der primären Abwehr des Immunsystems.

### Erhöhte IgM-Werte

Erhöhte Werte sind ein Hinweis auf:

- eine akute Infektion (durch Viren oder Bakterien ausgelöst)
- chronische Infektionen, die wieder aufflammen oder einen akuten Schub erhalten

- Kälteagglutininkrankheit (Autoimmunerkrankung, die unterhalb von 30°C durch Kälte-Autoantikörper ausgelöst wird)
- Lebererkrankungen
- Lupus erythematodes (Autoimmunerkrankung)
- Krebserkrankungen

## Erniedrigte IgM-Werte

Reduzierte Werte führen zu einer erhöhten Anfälligkeit gegenüber bakteriellen Infektionen. Ursachen einer verminderten IgM-Konzentration können sein:

- genetische Faktoren
- Immunsuppressiva (Medikamente, die das Immunsystem unterdrücken)
- Eiweißverlust über Darm oder Nieren
- Verbrennungen
- Strahlen- oder Zytostatikatherapie

## Analoge Entsprechung

So wie das IgM ein Marker für eine schnelle Reaktion auf Viren und Bakterien ist, steht es analog für Ihre Bereitschaft, sich neuen Situationen zu stellen, um angemessen darauf zu reagieren, bevor diese zu tiefergehenden Problemen führen.

**Erhöhte IgM-Werte** weisen darauf hin, dass Sie gut darauf vorbereitet sind, sich neuen Situationen zu stellen, und angemessen reagieren.

**Erniedrigte IgM-Werte** deuten darauf hin, dass Sie im Moment nicht in der Lage sind, sich neuen Herausforderungen zu stellen.

# Immunglobulin E (IgE)

**im Serum <100 kU/l**

Immunglobulin E (IgE) ist ein Antikörpertyp, der vor allem für seine Rolle in der Körperabwehr gegen Parasiten und bei Allergien bekannt ist. IgE ist in geringen Mengen im Körper vorhanden, spielt aber eine entscheidende Rolle bei der Vermittlung von allergischen Reaktionen einschließlich Heuschnupfen, Asthma und Ekzemen.

IgE ist für das Erkennen und Bekämpfen von Parasiten im Körper verantwortlich. Bei Allergien reagiert der Antikörper jedoch auf harmlose Substanzen wie Pollen, Tierhaare oder bestimmte Nahrungsmittel so, als wären sie gefährliche Eindringlinge. Dies führt zur Freisetzung von Histamin und anderen Chemikalien, die typische allergische Symptome wie Juckreiz, Schwellungen und Entzündungen verursachen.

## Erhöhte IgE-Werte

Erhöhte Werte treten auf bei:

- Asthma und Neurodermitis (beide sind vergesellschaftet, treten also meist zusammen auf)
- rheumatoider Arthritis (entzündliche Erkrankung der Gelenke)
- Plasmozytom (einer Tumorerkrankung)
- EBV-Infektionen (Epstein-Barr-Virus, Erreger des Pfeifferschen Drüsenfiebers, gehört zur Familie der Herpesviren)
- Verbrennungen
- Parasitenbefall

### Erniedrigtes IgE

Reduzierte Werte stehen in Verbindung mit Immundefekten.

### Analoge Entsprechung

IgE ist Ihr Wächter gegen Umwelteinflüsse. Der Antikörper zeigt auch, wie empfindlich Sie auf Ihr Umfeld reagieren und fungiert als Spiegel Ihrer emotionalen Reaktionen auf externe Reize.

**Erhöhte Werte** deuten darauf hin, dass Ihr Körper oder Ihre Psyche auf wahrgenommene Bedrohungen überempfindlich reagiert, was sich in übertriebenen oder unangemessenen Reaktionen auf alltägliche Dinge oder Ereignisse äußert. Metaphorisch stehen sie für die Neigung, auf emotionale oder psychische »Allergene« – Situationen, Menschen oder Umgebungen, die Stress und Unbehagen auslösen – übermäßig empfindlich zu reagieren.

**Erniedrigte Werte** weisen unter diesem Gesichtspunkt auf eine unzureichende Reaktionsfähigkeit oder eine mangelnde Wachsamkeit gegenüber externen Einflüssen hin, was zu Ignoranz oder einem Mangel an Bewusstsein für potenzielle Gefahren führt.

Die Rolle von IgE im Immunsystem und seine seelisch-geistige Bedeutung laden Sie dazu ein, über Ihre Reaktionen auf die Welt um Sie herum nachzudenken, sowohl in Bezug auf physische Allergene als auch auf emotionale oder psychische Trigger. Der Antikörper unterstreicht die Bedeutung eines ausgeglichenen Immunsystems und die Notwendigkeit, eine gesunde Balance in Ihre Interaktion mit der Umwelt zu finden.

## Laborbeispiel zum Immunsystem

| Blutwert | Gemessener Wert | | | Referenzbereich | Gemessener Wert im Referenzbereich |
|---|---|---|---|---|---|
| **BLUTBILD** | | | | | |
| Leukozyten | E | 4.3 | /nl | 3.6-10.5 | |
| Seg. Granulozyten | E | 43.7 | % | 40.0-70.0 | |
| Lymphozyten | E | 43.8 | % | 20.0-44.0 | |
| Eosinophile Gran. | E | 2.3 | % | 0.5-5.5 | |
| Basophile Gran. | E | 0.9 | % | 0.0-1.8 | |
| Monozyten | E | 9.3 | % | 2.0-9.5 | |
| **IMMUNSYSTEM** | | | | | |
| Immunglobulin E gesamt | S | <2 | kU/l | < 100 | |
| Immunglobulin A | S | 1.20 | g/l | 0.70-4.00 | |
| Immunglobulin G | S | 9.38 | g/l | 7.00-16.00 | |
| Immunglobulin M | S | 1.58 | g/l | 0.40-2.30 | |
| CRP | S | 4.5 | mg/l | < 5.0 | |

Unter den Bedingungen der klinischen Diagnostik (Schulmedizin) sind in dem Befund keine Hinweise auf eine Erkrankung zu finden. Entsprechend der Sichtweise von »Labor ganzheitlich« hingegen sind regulative und immunologische Störungen deutlich erkennbar.

Die niedrigen Leukozyten weisen auf eine postprandiale (durch Nahrungsmittel hervorgerufene) Entzündung hin. Eine geringe Reaktion des Immunsystems auf Nahrungsmittel ist normal, stärkere Entzündungen werden durch Nahrungsmittel verursacht, die nicht zum Stoffwechsel passen, hochkalorische Mahlzeiten und eine erhöhte Mahlzeitenfrequenz sowie durch Darmbarrierestörungen.

Der Verdacht auf eine Darmbarrierestörung mit einhergehender niedriggradiger Entzündung bestätigt sich durch die erhöhten Lymphozytenwerte und das leicht erhöhte C-reaktive Protein sowie durch das erniedrigte Immunglobulin A. Gesichert werden kann diese Diagnose erst durch die zusätzliche Untersuchung von Zonulin und I-FABP im Serum.

# Hormone

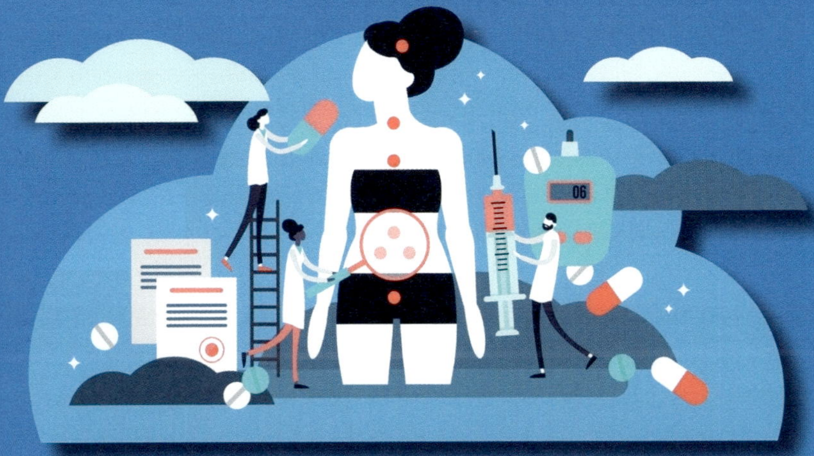


In diesem Kapitel entführe ich Sie in die faszinierende Welt der Hormone, jener geheimnisvollen Botenstoffe, die in Ihrem Körper vielfältige und lebenswichtige Funktionen steuern. Sie sind chemische Substanzen, die von verschiedenen Drüsen im Körper produziert werden. Über den Blutstrom gelangen sie zu ihren Zielorganen oder -zellen, wo sie spezifische biologische Reaktionen auslösen. Diese winzigen Moleküle sind entscheidend für die Regulation von Wachstum, Stoffwechsel, Fortpflanzung und vielen weiteren Prozessen.

Besonders im Fokus stehen hier die Geschlechts- sowie die Nebennierenhormone, deren Funktionen und Auswirkungen auf unseren Körper und unser Wohlbefinden immens sind.

## Harmonie und Chaos – die faszinierende Welt der Geschlechtshormone

Geschlechtshormone, auch als »Keimdrüsenhormone« bekannt, beeinflussen weit mehr als die reproduktiven Funktionen. Diese potenten chemischen Botenstoffe werden hauptsächlich in den Geschlechtsdrüsen – den Eierstöcken der Frau und den Hoden des Mannes – sowie in geringeren Mengen von den Nebennieren produziert. Sie sind entscheidend für die Entwicklung der Geschlechtsmerkmale, die Fortpflanzung und die Regulation des Menstruationszyklus der Frau sowie für die Spermienproduktion. Darüber hinaus haben Ihre Geschlechtshormone weitreichende Effekte auf Ihre Stimmung, auf Ihren Energielevel sowie auf Ihr allgemeines Wohlbefinden. Die Stimulation dieser Botenstoffe übernimmt die Hirnanhangsdrüse (Hypophyse) mit ihren aktivierenden Hormonen.

Die Balance der Geschlechtshormone ist entscheidend für die Gesundheit. Hormonelle Ungleichgewichte können eine Vielzahl von Symptomen und Erkrankungen verursachen:

- **Bei Frauen:** Prämenstruelles Syndrom (PMS), Unfruchtbarkeit, Beschwerden in der Menopause, Polyzystisches Ovar-Syndrom (PCOS)
- **Bei Männern:** Verminderte Libido, Erektionsstörungen, verminderte Spermienproduktion, Haarausfall
- **Bei beiden Geschlechtern:** Erhöhtes Risiko für Osteoporose, Herz-Kreislauf-Erkrankungen, Gewichtszunahme, Stimmungsschwankungen, Energieverlust

Die Messung der Geschlechtshormone kann im Blut, Urin oder Speichel durchgeführt werden. Die Untersuchung im Speichel ist aktuell die beliebteste Variante, hat jedoch den Nachteil, dass der

Speichel keine homogene Ausgangssubstanz ist und es bei geringen Hormonanteilen große Abweichungen geben kann (bis zu 120 %), wenn eine einzelne Probe mehrfach gemessen wird. Die sichersten Ergebnisse bietet nach wie vor die Untersuchung im Blutserum. Sie gewährt wertvolle Einblicke in die reproduktive Gesundheit, hormonelle Ungleichgewichte und mögliche Störungen der Geschlechtsdrüsen.

Zu den bekanntesten Geschlechtshormonen zählen Östrogen, Progesteron und Testosteron. Für ein tiefes Verständnis der hormonellen Regelkreise und ihrer Wechselwirkungen mit anderen Körpersystemen ist es erforderlich, auch die mitwirkenden Hormone zu betrachten:

- Pregnenolon (das Ausgangshormon in der Steroidhormonsynthese, zu der die Geschlechtshormone gehören)
- Luteinisierendes Hormon (LH), Follikelstimulierendes Hormon (FSH) und Prolaktin (übernimmt von der Hirnanhangsdrüse aus Steuerungsfunktionen im Geschlechtshormonhaushalt)
- Progesteron (das Energie liefernde Zwischenhormon)
- Östrogen (das weibliche Geschlechtshormon)
- Testosteron (das männliche Geschlechtshormon)
- Cortisol (das Stresshormon, das für den Ausgleich der Geschlechtshormone zuständig ist)

## Pregnenolon

**im Serum   Frauen 0,1 – 3,8 ng/dl | Männer 0,1 – 3,4 ng/dl**

Pregnenolon wird auch als das »Großmutterhormon« bezeichnet, da es der Ausgangsstoff einer Reihe von Steroidhormonen ist, einschließlich der Geschlechtshormone und Corticosteroide. Es wird hauptsächlich in den Nebennieren, jedoch auch im Gehirn, in der

Leber, der Haut, den Hoden, den Eierstöcken sowie der Netzhaut der Augen (Retina) produziert.

In der Jugend ist der Pregnenolonspiegel am höchsten. Ab Mitte des zweiten Lebensjahrzehntes nimmt die Konzentration von Pregnenolon ständig ab. Im Alter von 75 Jahren produziert der Körper bis zu 60% weniger als zu Beginn des 30. Lebensjahres. Aus diesem Grund ist das Hormon ein wichtiger Messwert des Alterungsprozesses.

Pregnenolon gehört zu den effektivsten der bekannten Steroide und ist für die Gedächtnisleistung verantwortlich. Es moduliert die Übertragung verschiedenster Reize von Neuron zu Neuron und beeinflusst dabei in starkem Maße Lernprozesse. Bei Erkrankungen wie dem manisch-depressiven Symptomkreis oder der depressiven Verstimmung (Dysthymia) mit den Symptomen Hilflosigkeit, Müdigkeit und geringes Selbstwertgefühl, bei Schlaf- und Essstörungen, bei geringer Motivation und beim Chronic-Fatigue-Syndrom (CFS) bringen Pregnenolongaben eine wesentliche Verbesserung.

### Erhöhte Pregnenolonwerte

Ein erhöhter Pregnenolonspiegel ist selten. Er kann ein Hinweis sein auf:

- Nebennierenvergrößerung (Hyperplasie) aufgrund erbgenetischer Störungen
- extreme Zufuhr von Hormonen

### Erniedrigte Pregnenolonwerte

Da Pregnenolon als Ursubstanz am Anfang einer Wirkungskette steht, erklärt sich, dass die Leistungsfähigkeit des gesamten Organismus mit verminderter Pregnenolonproduktion nachlässt. Es kommt vor allem zu:

- Gedächtnisschwäche
- Stimmungsschwankungen (bis hin zu Depressionen)
- zunehmender Verschlechterung des visuellen und akustischen Aufnahmevermögens
- rheumatischen Entzündungserkrankungen der Gelenke
- Herzkrankheiten
- Abnahme der Libido
- verminderter Stressresistenz

### Analoge Entsprechung

Auf seelisch-geistiger Ebene entspricht Pregnenolon Ihrer Fähigkeit, gut mit Stress und Herausforderungen umzugehen. Ein ausgewogener Pregnenolonspiegel bewahrt Klarheit in Ihrem Denken und fördert Ihre geistige Flexibilität.

**Zu hohe Werte** stehen für Überstimulation oder Überforderung. Ihre Fähigkeit, die vielen Anforderungen oder Aktivitäten um sie herum angemessen zu verarbeiten, leidet.

**Zu niedrige Werte** deuten darauf hin, dass Ihre inneren Reserven erschöpft sind. Erneuerung und Wiederaufbau sind notwendig, damit Sie wieder zu innerer Stärke und Ausgeglichenheit finden.

Die Balance von Pregnenolon in Ihrem Körper spiegelt somit die Notwendigkeit wider, für eine solide Grundlage in Ihrem Leben zu sorgen, von der aus Sie effektiv auf Herausforderungen reagieren und Ihr volles Potenzial entfalten können.

## LH (Luteinisierendes Hormon)

**Frauen je nach Zyklusphase | Männer 1,7 – 8,6 mU/ml**

Das Luteinisierende Hormon (LH) ist ein entscheidender Botenstoff im Körper, der eine Schlüsselrolle bei der Steuerung der Fortpflanzungsfunktion spielt. Es wird von der Hirnanhangsdrüse (Hypophyse) gebildet und ist sowohl bei Frauen als auch bei Männern aktiv. Bei Frauen steuert es die Funktion der Eierstöcke und den Menstruationszyklus. Es ist das entscheidende Hormon für die Aktivierung des Eisprungs und regt den Gelbkörper zur vermehrten Produktion von Progesteron an. Außerdem unterstützt LH die Bildung von Östrogenen. Bei Männern fördert es die Produktion von Testosteron in den Hoden.

### Erhöhte LH-Werte

Erhöhte Werte des LH **bei Frauen** finden wir:

- im Klimakterium
- bei verstärkter Zystenbildung in den Eierstöcken
- nach Entfernung der Eierstöcke
- bei einem Eierstocktumor oder bei einem polyzystischen Ovarialsyndrom (PCOS), das als Folge einer kohlenhydratlastigen Ernährungsweise entsteht
- bei einem Hypophysentumor
- Sie können auch ein Zeichen für eine primäre Gonadeninsuffizienz sein, bei der die Geschlechtsdrüsen unzureichend auf LH reagieren.

Erhöhte Werte **bei Männern** können auf eine beeinträchtigte Funktion der Hoden oder einen Hypophysentumor hinweisen.

## Erniedrigte LH-Werte

Reduzierte Werte können bei beiden Geschlechtern Hinweise geben auf:

- eine Störung der Hirnanhangsdrüse (Hypophyse)
- Magersucht (Anorexia nervosa)
- Dauerstress
- Schwangerschaft

## Analoge Entsprechung

Das Luteinisierende Hormon entspricht in der analogen Betrachtung Ihrer Fähigkeit, kreative und fruchtbare Impulse in Ihr Leben zu integrieren. Ein ausgewogener Spiegel unterstützt die Harmonie zwischen Körper und Geist, fördert das Selbstbewusstsein und die innere Stärke.

**Zu hohe Werte** weisen darauf hin, dass Sie überstimuliert bzw. überbeansprucht sind. Das ist möglicherweise das Ergebnis Ihres intensiven Bedürfnisses, kreativ zu sein oder sich fortzupflanzen, was aber durch physische oder psychische Barrieren blockiert wird.

**Zu niedrige Werte** zeigen eine Unterdrückung Ihrer kreativen oder reproduktiven Energie aufgrund von Angst, Unsicherheit oder einem Mangel an Inspiration oder Antrieb an.

Die Balance des Luteinisierenden Hormons spiegelt die Notwendigkeit wider, dass Sie ein Gleichgewicht zwischen Schaffen und Sein finden, Ihre kreativen und fruchtbaren Kräfte nähren und gleichzeitig offen und empfänglich für das Timing und die Weisheit der natürlichen Prozesse bleiben.

## FSH (Follikelstimulierendes Hormon)

**Frauen je nach Zyklusphase | Männer 1,5 – 12,4 mU/ml**

Das Follikelstimulierende Hormon (FSH) ist ein weiteres essenzielles Hormon, das von der Hirnanhangsdrüse (Hypophyse) produziert wird und eine entscheidende Rolle im Reproduktionssystem sowohl von Frauen als auch von Männern spielt. Es reguliert die Wachstums-, Entwicklungs-, Pubertäts- und Fortpflanzungsprozesse des Körpers.

**Bei Frauen** fördert FSH die Reifung der Eibläschen in den Eierstöcken. Außerdem stimuliert es die Eierstöcke zur Produktion von Östrogen, das den Eisprung vorbereitet. **Bei Männern** ist es für die Produktion und Entwicklung von Spermien unerlässlich.

### Erhöhte FSH-Werte

Erhöhte Werte im Laborbefund geben **bei Frauen** folgende Hinweise:

- verminderte Eierstockreserve, wie sie typischerweise bei der Annäherung an die Menopause oder bei bestimmten Störungen wie dem polyzystischen Ovarialsyndrom (PCOS) beobachtet wird

**Bei Männern** können erhöhte FSH-Werte hinweisen auf:

- eine beeinträchtigte Spermienproduktion, möglicherweise aufgrund von Schäden oder Dysfunktionen der Hoden

### Erniedrigte FSH-Werte

Niedrige FSH-Werte können bei beiden Geschlechtern ein Hinweis sein auf:

- eine Dysfunktion der Hypophyse oder des Hypothalamus (beeinträchtigt die Fähigkeit des Körpers zur Produktion von Geschlechtshormonen sowie die Fortpflanzungsfähigkeit)

**Analoge Entsprechung**

Analog entspricht das Follikelstimulierende Hormon Ihrer Fähigkeit und Bereitschaft, neues Leben zu nähren und zu fördern – nicht nur im physischen Sinne durch Fortpflanzung, sondern auch in Form von neuen Ideen, Projekten und kreativen Unternehmungen.

**Zu hohe Werte** sind ein Anzeichen dafür, dass Sie sich übermäßig darauf fokussieren, neue Projekte zu beginnen oder schwanger zu werden. Das geht vielleicht sogar auf Kosten Ihrer aktuellen Ressourcen und führt zu Erschöpfung oder Überbeanspruchung, da Sie mehr Energie geben, als Ihnen zur Verfügung steht.

**Zu niedrige Werte** weisen darauf hin, dass Ihnen die nötige Antriebskraft oder Motivation fehlt, neue Projekte zu beginnen oder bestehende Herausforderungen anzunehmen. Dies spiegelt sich in einem Gefühl der Stagnation oder Unfruchtbarkeit wider. Sie bedeuten auch, dass Sie sich zu unsicher fühlen, um Ihre Pläne zu verwirklichen und in persönlichen oder beruflichen Angelegenheiten voranzukommen.

Die Balance des Follikelstimulierenden Hormons spiegelt die von Wachstum und Entwicklung in all Ihren Lebensbereichen wider. Sie erinnert Sie daran, sowohl Ihre kreativen als auch Ihre nährenden Fähigkeiten zu schätzen und zu pflegen, damit Sie ein erfülltes und harmonisches Leben führen können.

## Progesteron

**im Serum** **Frauen je nach Zyklusphase | Männer 0,05 – 0,15 ng/ml**

Progesteron, auch als »Gelbkörperhormon« bezeichnet, ist ein Schlüsselhormon im weiblichen Reproduktionssystem, spielt aber auch für Männer eine Rolle. Hauptsächlich wird es nach dem Eisprung in den Eierstöcken, in geringeren Mengen von den Nebennieren sowie während der Schwangerschaft von der Plazenta produziert. Progesteron bereitet die Gebärmutterschleimhaut auf eine mögliche Schwangerschaft vor und unterstützt ihre Aufrechterhaltung.

Das Hormon schützt das Gehirn, indem es die Serotoninbildung steigert, das Sättigungsgefühl nach dem Essen aktiviert, die Reparatur der Nervenzellen fördert sowie die Übererregung kranker Nervenzellen verringert.

**Bei Frauen** reguliert Progesteron den zweiten Teil des Menstruationszyklus, stabilisiert die Gebärmutterschleimhaut und bereitet sie auf die mögliche Einnistung eines befruchteten Eis vor. Es unterstützt die Schwangerschaft, indem es die Gebärmutterschleimhaut so modifiziert, dass sie einen sich entwickelnden Embryo nähren kann.

**Bei Männern** schützt Progesteron die Fortpflanzungsorgane vor den Auswirkungen übermäßigen Östrogens. Dies ist wichtig für die Spermiengesundheit. Bei der Bekämpfung des »Bierbauchs« hilft Progesteron mit, indem es das darin gebildete Östrogen neutralisiert.

## Erhöhte Progesteronwerte

Ein Überschuss an Progesteron ist während der Schwangerschaft normal und zeigt eine gesunde Entwicklung des Fötus und der Plazenta an. Außerhalb der Schwangerschaft ist ein hoher Wert ein Hinweis auf Zysten an den Eierstöcken. Der Überschuss kann sich zeigen durch:

- Müdigkeit
- Stimmungsschwankungen
- Veränderung des Menstruationszyklus

## Erniedrigte Progesteronwerte

Ein Mangel an Progesteron wird auch als »Östrogendominanz« bezeichnet und zeigt sich durch:

- Probleme in der Aufrechterhaltung der Frühschwangerschaft (Abort)
- unregelmäßige Menstruationszyklen
- prämenstruelle Stimmungsschwankungen oder Kopfschmerzen

## Analoge Entsprechung

Progesteron wird als Symbol für Fürsorge, das Nähren und die Bereitschaft zur Unterstützung neuer Anfänge gesehen. Es repräsentiert Ihre Fähigkeit, Raum zu erschaffen und zu halten, sowohl für Ihr eigenes Wachstum als auch für das Ihrer Mitmenschen.

**Zu hohe Werte** können auf eine übermäßige Fürsorge oder einen Zustand hinweisen, in dem Sie zu viel von sich geben, Ihr Fokus auf Ihren Mitmenschen liegt und Sie Ihre eigenen Bedürfnisse und Grenzen vernachlässigen.

**Zu niedrige Werte** bedeuten, dass sie sich möglicherweise unsicher und instabil fühlen, insbesondere in Ihrer Fähigkeit, Projekte zu starten oder durchzuhalten. Sie sind ein Zeichen dafür, dass Sie mehr Unterstützung oder Ressourcen benötigen, um Ihre Ziele zu erreichen oder Ihre Pläne zu verwirklichen.

Progesteron erinnert Sie daran, die Balance zwischen Geben und Nehmen zu finden und die Bedeutung Ihrer inneren Ruhe und Sicherheit zu schätzen, die es für wahres Wachstum und Entwicklung braucht.

## Östradiol (E2)

**im Serum  Frauen je nach Zyklusphase | Männer 11,3 – 43,2 pg/ml**

Östradiol gehört zur Gruppe der Östrogene, die vorrangig für die Entwicklung und Regulierung des weiblichen Reproduktionssystems sowie für die Ausbildung der weiblichen sekundären Geschlechtsmerkmale verantwortlich sind. Diese werden hauptsächlich in den Eierstöcken, in geringeren Mengen in den Nebennieren sowie im Fettgewebe produziert. Obwohl Östrogene in erster Linie als weibliche Hormone gelten, spielen sie auch im männlichen Körper eine wichtige Rolle. Bei Männern ist Östradiol vor allem für die Modulation der Libido und die Spermienreifung wichtig.

### Erhöhte Östradiolwerte

Zu hohe Werte können zu Symptomen wie Gewichtszunahme, Stimmungsschwankungen, Unregelmäßigkeiten im weiblichen Zyklus, verminderter Libido oder zur Schilddrüsenunterfunktion führen. Bei Männern zeigen sich erhöhte Werte durch Gynäkomastie (Brustbildung). Ursache für erhöhte Werte sind:

- Überdosierung von östrogenhaltigen Medikamenten
- Hypophysentumor

- Leberzirrhose
- Schwangerschaft

### Erniedrigte Östradiolwerte

Ein Östrogenmangel macht sich bemerkbar durch eine depressive, ängstliche und weinerliche Stimmungslage, beschleunigte Demenz, Schlafstörungen, Antriebslosigkeit, Faltenbildung an der Oberlippe und einen unerfüllten Kinderwunsch. Die Ursache dafür können sein:

- Postmenopause
- stressreiche Lebensbedingungen

### Analoge Entsprechung

Östrogene symbolisieren die weibliche Schöpferkraft, Empfänglichkeit und Intuition. Sie verkörpern die Fähigkeit zum Nähren, zur tiefen emotionalen Verbindung und zur Anpassung.

**Zu hohe Werte** äußern sich in einer erhöhten sozialen Aktivität oder Kreativität. Allerdings kann ein Übermaß an Östradiol auch zu emotionalen Höhenflügen führen, die manchmal in Stress oder übermäßiger Reaktion auf alltägliche Herausforderungen münden.

**Zu niedrige Werte** sind ein Hinweis auf eine Unterdrückung oder Vernachlässigung Ihrer weiblichen Seite, sei es in Form von Kreativität, Intuition oder Ihrer Fähigkeit, für sich selbst und Ihre Mitmenschen zu sorgen. In zwischenmenschlichen Beziehungen kann dies als Mangel an emotionaler Wärme oder als Schwierigkeit, Verbindungen zu anderen aufzubauen, erlebt werden.

Die Balance der Östrogene spiegelt die Notwendigkeit wider, in Einklang mit den eigenen inneren Zyklen und der natürlichen Welt zu leben, die Fähigkeit zur emotionalen und physischen Schöpfung zu ehren und einen Raum für persönliches Wachstum und Heilung zu schaffen.

## Testosteron

**im Serum** **Frauen 0,82 – 2,30 µg/l | Männer 2,50 – 17,80 µg/l**

Testosteron ist ein wesentliches Hormon, das eine zentrale Rolle bei verschiedenen Körperfunktionen sowohl bei Männern als auch bei Frauen spielt, obwohl es häufig als das primäre männliche Geschlechtshormon angesehen wird. Die Produktion wird über die Hirnanhangsdrüse (Hypophyse) gesteuert und findet bei Männern im Hoden, bei Frauen in den Eierstöcken sowie in den Nebennieren beider Geschlechter statt.

Testosteron ist **beim Mann** hauptsächlich verantwortlich für die Entwicklung der Geschlechtsorgane, die Ausbildung der typischen männlichen Geschlechtsmerkmale (Behaarung, tiefe Stimme, spezifische Fettverteilung), die Samenproduktion und die Steuerung der männlichen Lust und Aktivität. **Bei Frauen** wird Testosteron hauptsächlich für die Umwandlung in Östrogen gebildet. **Bei beiden Geschlechtern** fördert es das Muskelwachstum sowie die Knochendichte und ist an der Regulation des Fettstoffwechsels beteiligt.

### Erhöhte Testosteronwerte

**Bei Männern** können zu hohe Testosteronwerte zu Aggressivität, Akne, unerwünschtem Haarwuchs und Problemen mit der Prostata führen. **Bei Frauen** können Symptome wie unerwünschter Haarwuchs, eine Vertiefung der Stimme und Akne auftreten. Auch der

Verlust der Kopfhaare steht im Zusammenhang mit Testosteron und kohlenhydratreicher Ernährungsweise. Bei Frauen führt diese Kombination zum polyzystischen Ovarialsyndrom (PCOS).

Ursachen für erhöhte Werte können sein:

- **Bei Männern:** Hodentumor oder genetische Defekte der Rezeptoren für Testosteron, Nebennierentumore oder die Einnahme von Anabolika
- **Bei Frauen:** Genetische Gründe, Tumore des Eierstocks oder der Nebenniere sowie die Einnahme von Anabolika

### Erniedrigte Testosteronwerte

Ein erniedrigter Testosteronwert kann zu einer Feminisierung **des Mannes** führen. Er entwickelt weibliche Züge, beispielsweise ein Wachstum der Brustdrüsen, Verlust von Muskelmasse, Knochendichte und Libido. **Bei Frauen** kommt es häufig zu einer Blasenschwäche, Verlust der Libido, Osteoporose (Knochenwachstum wird vom Testosteron gesteuert) und allgemeiner Energielosigkeit.

Ursachen, die zu einem Mangel an Testosteron führen, sind:

- längere körperliche Arbeit
- Dauerstress
- Alkohol- oder Drogenmissbrauch
- Unterfunktion der Hirnanhangsdrüse (Hypophyse)
- ein erhöhter Prolaktinspiegel (z. B. infolge einer Schilddrüsenunterfunktion oder Dauerstresses)
- Schäden der Gonaden (Entzündung oder Trauma – bei Männern
- Menopause (bei Frauen)

**Analoge Entsprechung**
Testosteron wird allgemein mit Durchsetzungskraft, Energie und der Fähigkeit, aktiv zu handeln, in Verbindung gebracht. Es symbolisiert den Mut und die Kraft, Herausforderungen anzunehmen und Ziele zu verfolgen.

**Zu hohe Werte** weisen auf seelisch-geistiger Ebene darauf hin, dass Sie sich besonders durchsetzungsfähig und wettbewerbsorientiert fühlen. Diese Eigenschaften können sowohl im Beruf als auch im Privatleben von Vorteil sein. Es ist allerdings wichtig, auf ein Gleichgewicht zu achten, um Konflikte und übermäßigen Stress zu vermeiden.

**Zu niedrige Werte** sind ein Zeichen dafür, dass Sie sich weniger energiegeladen fühlen. Dies äußert sich in einem Mangel an Selbstvertrauen, Antrieb oder Entscheidungsfreudigkeit. Es könnte auch bedeuten, dass Sie Unterstützung benötigen, um Ihre Vitalität und Ihr Selbstvertrauen wiederzuerlangen.

Die Balance des Testosteronspiegels reflektiert die Notwendigkeit, Stärke und Empathie auszugleichen sowie Mut zu zeigen, ohne die Bedeutung von Zusammenarbeit und Fürsorglichkeit zu vergessen. Das Hormon erinnert Sie daran, Ihre innere Stärke zu nutzen, um positiv auf Ihr Leben und Ihre Beziehungen einzuwirken.

## Prolaktin

**Frauen 4,8 – 23,3 ng/ml | Männer 4,0 – 15,2 ng/ml**

Prolaktin ist ein Hormon, das hauptsächlich in der Hirnanhangsdrüse produziert wird und eine Schlüsselfunktion in verschiedenen biologischen Abläufen im Organismus hat, vor allem im Zusammenhang mit der Reproduktion sowie der Milchproduktion bei Frauen. Es beeinflusst den Menstruationszyklus und den Eisprung bei Frauen und reguliert die Testosteron- und Spermienproduktion bei Männern. Im Rahmen einer Kinderwunschbehandlung sollte Prolaktin immer in Augenschein genommen werden. Wenig bekannt sind die immunmodulierenden Eigenschaften des Hormons, die zu einer gesunden Körperabwehr beitragen.

### Erhöhte Prolaktinwerte

Erhöhte Werte können **bei Frauen** zu Unregelmäßigkeiten im Menstruationszyklus, Unfruchtbarkeit und Milchfluss führen (Galaktorrhoe). **Bei Männern** kann es zu einem Libidoverlust und erektiler Dysfunktion kommen. Normal ist ein erhöhter Prolaktinspiegel im Blut während der Schwangerschaft und Stillzeit. Andere Ursachen sind:

- Hypophysenadenome (Prolaktinom)
- Mangel an Dopamin
- Medikamente wie Antidepressiva, Bluthochdruckmittel, Kontrazeptiva
- Schilddrüsenunterfunktion
- Nierenschwäche
- Dauerstress und seelische Belastungen
- ein erhöhter Testosteronspiegel (bei Frauen)

### Erniedrigte Prolaktinwerte

Reduzierte Prolaktinwerte sind eher selten. Ursachen können sein:

- Funktionsschwäche der Hypophyse (dann sind auch andere Hormone erniedrigt)
- Einnahme von Medikamenten, die das Prolaktin senken

### Analoge Entsprechung

Prolaktin steht seelisch-geistig für die nährende und pflegende Seite der Persönlichkeit. Es symbolisiert Ihre Fähigkeit, für andere zu sorgen und emotionale Bindungen zu stärken.

**Zu hohe Werte** deuten darauf hin, dass Sie sich in einer Lebensphase befinden, in der Sie sich zu stark in die Bedürfnisse anderer einmischen. Dies führt manchmal zu einer Vernachlässigung der eigenen Bedürfnisse und verursacht Stress.

**Zu niedrige Werte** sind ein Zeichen dafür, dass Sie sich emotional zurückgezogen haben oder es Ihnen schwerfällt, emotionale Verbindungen zu anderen aufzubauen. Sie weisen darauf hin, dass Sie Unterstützung benötigen oder dass es an der Zeit ist, mehr auf Ihre eigenen Bedürfnisse zu achten.

Das Bewusstsein für die Bedeutung von Prolaktin kann Ihnen helfen, ein besseres Gleichgewicht zwischen Fürsorge für andere und Selbstfürsorge zu finden.

## Sexualhormon-bindendes Globulin (SHBG)

| | | |
|---|---|---|
| im Serum | Frauen | 27,1 – 128 nmol/l (altersabhängig) |
| | Männer | 18,3 – 76,7 nmol/l (altersabhängig) |

Das Sexualhormon-bindende Globulin ist ein Protein, das in der Leber gebildet wird. Seine Aufgabe besteht darin, die Verfügbarkeit der Sexualhormone im Blut zu regulieren. Es bindet, speichert und transportiert die männlichen Sexualhormone Testosteron und Dihydrotestosteron sowie die weiblichen Sexualhormone aus der Gruppe der Östrogene. Das bedeutet, dass zwar genügend Hormone im Blut zirkulieren können, ihre Wirkung aber von der Menge des SHBG abhängt, an das sie gebunden sind.

Bei bestimmten medizinischen Fragestellungen sollte neben den Sexualhormonen auch SHBG im Blut gemessen und sollten somit die »freien« Hormone bestimmt werden. Diese repräsentieren den biologisch aktiven Anteil und sind insbesondere eine wichtige Kenngröße zur Beurteilung eines Hormonmangels. Einige Labore bieten auch die Bestimmung des freien Testosterons an, was ich in der Untersuchung immer bevorzugen würde.

### Erhöhte SHBG-Werte

Ein erhöhter SHBG-Spiegel kann die Menge der verfügbaren freien Sexualhormone reduzieren, was zu Symptomen eines Hormonmangels führt. Dazu gehören reduzierte Libido, erektile Dysfunktion bei Männern und Zyklusstörungen bei Frauen. Ursachen für erhöhte SHBG-Werte können sein:

- Lebererkrankungen (Leberzirrhose)
- Hoden- und Ovarialtumore
- Schilddrüsenüberfunktion (Hyperthyreose)
- Einnahme hormoneller Kontrazeptiva (Antibabypille)
- Hormonersatztherapie
- Schwangerschaft

Generell kommt es mit zunehmendem Lebensalter zu höheren SHBG-Werten im Blut.

### Erniedrigte SHBG-Werte

Reduzierte SHBG-Werte können zu einem Überschuss an aktiven Sexualhormonen führen, was wiederum Symptome wie Akne oder Hirsutismus (vermehrte männliche Behaarung) zur Folge hat. Ursachen für niedrige SHBG-Werte sind:

- Fettleibigkeit (Adipositas)
- Insulinresistenz (1. Stufe des Altersdiabetes) aufgrund kohlenhydratlastiger Ernährungsweise
- Schilddrüsenunterfunktion (Hypothyreose)
- Nierenerkrankungen mit Eiweißverlust
- Lebererkrankungen
- Eiweißmangelernährung

### Analoge Entsprechung

SHBG wird auf seelisch-geistiger Ebene als Regulator der inneren Balance und Harmonie betrachtet. Es symbolisiert, wie gut Sie in der Lage sind, Ihre inneren Ressourcen zu regulieren und in einem ausgeglichenen Zustand zu halten.

**Zu hohe Werte** deuten darauf hin, dass Sie dazu neigen, Ihre wahren Gefühle oder Ihre innere Kraft zurückzuhalten, was zu einem Gefühl der mangelnden Erfüllung führen kann. Sie bedeuten, dass Sie lernen müssen, sich mehr zu öffnen und sich selbst zu erlauben, lebendiger und expressiver zu sein.

**Zu niedrige Werte** spiegeln einen Zustand wider, in dem Ihre Emotionen und Energien weniger kontrolliert sind, was zu Impulsivität oder übermäßigen Reaktionen auf äußere Reize führt. Dies ist ein Zeichen dafür, dass Sie mehr Struktur und Disziplin in Ihrem Leben benötigen, um Ihre Energien effektiver zu nutzen und zu kanalisieren.

Das Sexualhormon-bindende Globulin erinnert Sie daran, die Balance zwischen Kontrolle und Freiheit, zwischen Schutz und Offenheit zu finden, um ein erfülltes und gesundes Leben zu führen.

## Cortisol

**ist abhängig von der Tageszeit**

Cortisol, auch als »Stresshormon« bezeichnet, ist ein lebenswichtiges Hormon. Es aktiviert katabole (abbauende) Stoffwechselvorgänge und stellt dem Körper energiereiche Verbindungen zur Verfügung. Seine dämpfende Wirkung auf das Immunsystem wird in der Medizin häufig genutzt, um überschießende Reaktionen (Allergien) und Entzündungen zu hemmen.

Cortisol steuert das Hungergefühl, die Verdauung, den Blutdruck, den Schlaf-wach-Rhythmus und die körperliche Aktivität. Im Stoffwechsel nimmt es großen Einfluss auf den Kohlenhydrathaushalt, indem es die Gluconeogenese (Umbau von Eiweiß in Glukose) in der Leber fördert.

Wenig bekannt ist, dass Cortisol eine ausgleichende Funktion im Geschlechtshormonsystem einnimmt, die von der Zirbeldrüse (Epiphyse) gesteuert wird. In der Regulations- und Stoffwechselmedizin wird es daher auch als ein Teil des Geschlechtshormonsystems betrachtet.

### Erhöhter Cortisolwerte

Die Liste der negativen Auswirkungen von einem anhaltend hohen Cortisolspiegel ist bedenklich lang: Gewichtszunahme, insbesondere im Gesicht und am Oberkörper, zu hoher Blutdruck, Osteoporose, Muskelschwäche, Stimmungsschwankungen, erhöhter Blutzuckerspiegel, Diabetes mellitus Typ 2, Unfruchtbarkeit, Knochenschwund (Osteoporose), Schlafstörungen und später auch die verminderte Fähigkeit der Nebenniere, auf unterschiedliche Reize angemessen zu reagieren. Ursache für einen erhöhten Cortisolspiegel können sein:

- Dauerstress
- kohlenhydratreiche Ernährungsweise (Die Nebenniere kompensiert nach dem steilen Anstieg des Blutzuckerspiegels den Blutzuckerabfall durch die Aktivierung des Cortisols, damit aus Eiweiß Glukose aufgebaut wird [Gluconeogenese].)
- Progesteronmangel
- Schilddrüsenunterfunktion
- langfristige Anwendung von Glukokortikoid-Medikamenten (Cortison)

### Erniedrigte Cortisolwerte

Zu niedrige Werte (Hypercortisolismus) können zu Müdigkeit, Schwäche, Gewichtsverlust, niedrigem Blutdruck, vermehrter Reizbarkeit, Burn-out und Depression, erhöhter Infektanfälligkeit sowie Schüben bei Autoimmunerkrankungen führen. Ursache dafür können sein:

- nachlassende Nebennierenaktivität aufgrund einer dauerhaften Überforderung
- Hypophysenstörung (dann wären auch andere Drüsen geschwächt)

### Analoge Entsprechung

Cortisol steht auf der seelisch-geistigen Ebene für Ihre Fähigkeit, mit Stress umzugehen und sich an veränderte Bedingungen anzupassen. Es symbolisiert auch den Grad Ihrer inneren Stärke und Widerstandsfähigkeit gegenüber äußeren Herausforderungen.

**Zu hohe Werte** weisen darauf hin, dass Sie sich in einer Phase befinden, in der Sie übermäßig gestresst oder überfordert sind. Dies kann zu einem Gefühl der Erschöpfung, Reizbarkeit oder Angst führen. Eine Erhöhung bedeutet, dass Sie lernen müssen, bessere Bewältigungsstrategien zu entwickeln, um mit Stress umzugehen und Ihre mentale Gesundheit zu schützen.

**Zu niedrige Werte** sind häufig ein Warnsignal. Sie symbolisieren, dass Sie sich möglicherweise erschöpft und ausgebrannt fühlen und in einer Phase befinden, in der Sie Schwierigkeiten haben, mit den täglichen Anforderungen umzugehen. Sie benötigen Unterstützung, um Ihre Energie und Widerstandsfähigkeit wiederherzustellen.

Cortisol erinnert Sie an die Bedeutung des Gleichgewichts zwischen Aktivität und Ruhe, zwischen Anspannung und Entspannung. Es unterstreicht die Notwendigkeit, auf die Signale Ihres Körpers zu achten und gesunde Wege zu finden, mit den Herausforderungen des Lebens umzugehen.

## Dehydroepiandrosteron (DHEA) / Dehydroepiandrosteron-Sulfat (DHEA-S)

| | | |
|---|---|---|
| im Serum | Frauen | 18,9 – 340,0 µg/dl (altersabhängig) |
| | Männer | 88,9 – 427,0 µg/dl (altersabhängig) |

Dehydroepiandrosteron (DHEA) ist ein Steroidhormon, das hauptsächlich in den Nebennieren, aber auch in den Gonaden sowie im Gehirn produziert wird. Es gilt als das im menschlichen Körper am häufigsten vorkommende Hormon. DHEA ist eine Vorstufe für die Synthese anderer wichtiger Steroidhormone, einschließlich Testosteron und Östrogen. Es hat eine Vielzahl von Funktionen im Körper und wird mit der Alterung, der kognitiven Funktion, der Knochengesundheit sowie dem Immunsystem in Verbindung gebracht.

DHEA ist der Gegenspieler des Stresshormons Cortisol. Es schaltet den Körper auf Sparmodus, wenn keine großen Aktivitäten gewünscht sind. Dies ermöglicht dem Organismus, sich zu regenerieren. DHEA aktiviert das Immunsystem und wirkt somit Entzündungen entgegen. Es fördert die Knochengesundheit, ist an der Reparatur von Haut und anderen Geweben beteiligt, wirkt sich günstig auf die Libido aus, steigert die Wahrnehmungsfähigkeit, motiviert und hat antidepressive Eigenschaften.

Ein kleiner Teil vom DHEA wird in der Leber umgewandelt (Sulfatierung). Aus ihm wird das Prohormon Dehydroepiandrosteron-Sulfat (DHEA-S). Es wird bei Frauen in den Nebennieren und Ovarien, bei Männern ausschließlich in den Nebennieren gebildet. Da es eine längere Halbwertzeit als DHEA hat, wird im Labor im Allgemeinen das DHEA-S untersucht.

### Erhöhte DHEA-S-Werte

Ein erhöhter DHEA-S-Spiegel kann bei Frauen zu Symptomen wie vermehrte Körperbehaarung, Akne, tieferer Stimme sowie Unregelmäßigkeiten im Menstruationszyklus führen, was oft auf einen Überschuss an androgenen Hormonen hinweist. Hohe DHEA-Werte können verursacht werden durch:

- Nebennierenhyperplasie (erbliche Enzymstörung, die durch eine Unterfunktion der Nebenniere gekennzeichnet ist)
- Nebennierentumor

### Erniedrigte DHEA-S-Werte

Niedrige DHEA-S-Spiegel werden mit einer Reihe von gesundheitlichen Problemen in Verbindung gebracht, einschließlich Herz-

Kreislauf-Erkrankungen, Depression, kognitivem Abbau, Osteoporose und einem erhöhten Risiko für Autoimmunerkrankungen. Niedrige Werte können verursacht werden durch natürliche Alterungsprozesse.

### Analoge Entsprechung

DHEA ist das Symbol für Vitalität, Anpassungsfähigkeit und das Potenzial zu Wachstum und Erneuerung. Es spiegelt Ihre innere Stärke wider, Veränderungen zu begrüßen und sich an die Herausforderungen des Lebens anzupassen.

**Zu hohe Werte** weisen darauf hin, dass Sie sich in einer Phase der Überaktivität oder Überstimulation befinden. Dies kann zu einem Gefühl der Unruhe oder zu einem Übermaß an Energie führen, das schwer zu kanalisieren ist. Sie bedeuten, dass Sie lernen müssen, Ihre Energie besser zu regulieren, um Überlastung und Stress zu vermeiden.

**Zu niedrige Werte** sind ein Zeichen dafür, dass Sie sich ausgebrannt oder energielos fühlen. Dies ist ein Zeichen dafür, dass Sie sich mehr Zeit für Erholung und Regeneration nehmen müssen, um Ihre Vitalität wiederherzustellen. Ein Mangel bedeutet, dass Sie Unterstützung benötigen, um mit den emotionalen und physischen Herausforderungen des Lebens umzugehen.

DHEA erinnert Sie an die Bedeutung, das Gleichgewicht zwischen Aktivität und Ruhe zu finden, Ihre Ressourcen weise zu nutzen und Raum für Erneuerung und persönliches Wachstum zu schaffen.

## Laborbeispiel für Hormone

| Blutwert | | | Gemessener Wert | | Referenzbereich | Gemessener Wert im Referenzbereich |
|---|---|---|---|---|---|---|
| **HORMONE** | | | | | | |
| Zyklustag | s | | 21 | | | |
| LH im Serum | | | 10.2 | mIU/ml | 1.0-11.4 | |
| FSH im Serum | s | | 6.5 | mIU/ml | 1.7-7.7 | |
| Pregnenolon | s | | 2.40 | ng/ml | 0.10-3.80 | |
| Progesteron | s | | 6.20 | ng/ml | 4.11-14.50 | |
| Östradiol (E2) | s | | 164.3 | pg/ml | 60.4-232.0 | |
| Prolaktin | s | | 22.7 | ng/ml | 4.8-23.3 | |
| SHBG | s | | 42.50 | nmol/l | 32.40-128.00 | |
| freies Testosteron i. Serum | s | | 0.83 | pg/ml | 0.82-2.30 | |
| DHEA-Sulfat | s | ▼ | 28.7 | µg/dl | 35.4-256.0 | |
| Cortisol | s | ▲ | 25.60 | µg/dl | 6.20-19.40 | |
| Uhrzeit: | | | 8.00 | Uhr | | |

Der Hormonstatus der Patientin wurde am 21. Zyklustag erstellt. Das ist der ideale Zeitpunkt für den Vergleich der Hormone untereinander. Aus Sicht von »Labor ganzheitlich« sollte das System der Keimdrüsen durch die Hirnanhangsdrüse etwas vermehrt angesprochen werden. Das allein kann schon auf lang anhaltenden Stress hinweisen. Die Bestätigung dafür erhalten wir aus den Ergebnissen der Nebennierenhormone DHEA-S (erniedrigt, weil zu viel für die Herstellung des Cortisols verbraucht wird) und Cortisol (erhöht aufgrund von Stress). Nach meiner Erfahrung ist auch das in diesem Befund gering erhöhte Prolaktin auf Dauerstress zurückzuführen. Testosteron ist reduziert, was vermuten lässt, dass Progesteron, das Vorläuferhormon für Testosteron und Cortisol, vermehrt für die Cortisolproduktion verbraucht wird.

Die Aufgabe besteht darin, wieder eine Balance zwischen Aktivität und Ruhe zu finden. STRESS BALANCE von NewLife nutrition kann vorübergehend die Mikronährstoffe zur Verfügung stellen, die bei Stress vermehrt verbraucht werden.

# Blutgruppen und individueller Stoffwechsel

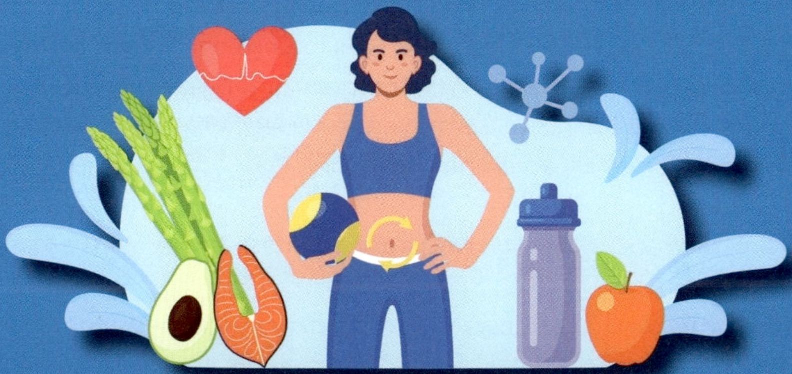

Die beste Medizin bei allen Stoffwechselentgleisungen und Erkrankungen kommt aus Ihrer Speisekammer. Die richtige Auswahl von Lebensmitteln und die passenden Ernährungsgewohnheiten wirken häufig schneller und besser als Tabletten oder Tropfen. Fachleute sind sich einig, dass der Stoffwechsel für eine gesunde Ernährung gute Kohlenhydrate, wertvolle Eiweiße, gesunde Fette und Öle sowie stilles Wasser in einem ausgewogenen Verhältnis benötigt. Aber welche Lebensmittel die besten sind, dazu gibt es viele unterschiedliche Meinungen.

Auf der Suche nach der optimalen Ernährungsform wurde bisher eine wichtige Tatsache übersehen: Der Nahrungsbedarf ist nicht für jeden Menschen gleich. Studien zeigen, dass ein und dieselbe Speise ganz unterschiedlich auf den Körper und den Stoffwechsel zweier Menschen wirkt. Der eine bleibt dünn, egal, wie viel er isst, der andere kämpft mit den Kilos. Bei dem einen steigen Cholesterin und Blutdruck nach dem Verzehr von Bratkartoffeln und Spiegelei rapide an, bei dem anderen nicht. Sogar die Nährstoffe sowie Vitamine, Mineralstoffe und Spurenelemente werden unterschiedlich genutzt. Bereits die individuelle Darmflora hat einen wesentlichen Einfluss auf die Nährstoffverwertung. Das ist auch der Grund, warum die klassischen Ernährungslehren eher Mythen sind und nicht immer die gewünschten Ergebnisse hervorrufen. Paleo-, Trennkost-, Low-Carb-, vegane oder Rohkostdiät funktionieren im Einzelfall, aber eben nicht für jeden.

Beim Thema »Ernährung« wird der Fokus fast immer auf die Nahrungsmittel gelegt. Neben der komplexen Biologie unserer Lebensmittel wird aber unsere eigene Biologie ignoriert, vor allem die menschliche Vielfalt findet viel zu selten die nötige Beachtung. Das ist ein Fehler, denn wir Menschen unterscheiden uns nicht nur äußerlich, sondern auch in der Biologie und Körperchemie unserer inneren Organe und Enzyme und der Drüsentätigkeit.

Jeder Mensch ist einzigartig und benötigt daher für seine Gesundheit und Vitalität die Nahrungsmittel, die seinem Stoffwechsel optimal entsprechen. Ähnlich wie ein Auto nur mit einem bestimmten Treibstoff fährt, ist es für die Körperzelle wichtig, die passenden Nährstoffe zu erhalten.

**Gesunde Ernährung ist somit immer individuelle Ernährung.** Das zeigt auch die junge Wissenschaft der Wirksensorik: Nicht Eiweiß, Fett und Kohlenhydrate stehen im Vordergrund, sondern die seelisch-leibliche Lebensmittelwirkung, die stark variieren kann. Was dem einen guttut, löst bei dem anderen Unwohlsein aus.

Aufgrund meiner 40-jährigen Praxiserfahrung mit Tausenden von Patienten und der Behandlung von Stoffwechselstörungen durch die Ernährung bin ich zu der Erkenntnis gekommen, dass die biologische Individualität im Fokus der Ernährungslehre stehen muss. Die Nahrungsmittel, die optimal zum persönlichen Stoffwechsel passen und die das Immunsystem kennt, sind diejenigen, für deren Verstoffwechslung wenig Insulin benötigt wird und die die **genetische und epigenetische Stoffwechselprägung** berücksichtigen. Aus dieser Erkenntnis ist vor mehr als 20 Jahren das Stoffwechselprogramm »gesund + aktiv« entstanden.

## Genetische Stoffwechselprägung

Für die genetische Stoffwechselprägung berücksichtigt »gesund + aktiv« die vier Blutgruppen 0, A, B, AB, die beiden Mischblutgruppen A0 und B0 sowie den von Dr. Georg Watson beschriebenen Stoffwechselverbrennungstyp.

### Blutgruppe als Genmerkmal

Die moderne Genforschung entdeckt immer mehr Zusammenhänge zwischen den Genen und möglichen Krankheitsdispositionen. Für eine genaue Zuordnung der Nahrungsmittel zu entsprechenden Genen fehlen jedoch noch ausreichende Erkenntnisse. Die dafür im Internet angebotenen Ernährungsprogramme entbehren jeglicher wissenschaftlichen Grundlage.

Ein Genmerkmal, das auch mit der Entwicklung der Menschen und somit des Stoffwechsels im Zusammenhang steht, ist die Blutgruppe. Hierzu gibt es in der wissenschaftlichen Medizin ausreichend

Erfahrungswerte. In den letzten Jahren wurde an verschiedenen Unikliniken und Forschungszentren festgestellt, dass die genetischen Blutgruppenmerkmale auch im Zusammenhang mit Erkrankungen stehen. Schon seit dem Ausbruch der Pest in Nord- und Südamerika und bestimmter Malariaformen in Afrika ist bekannt, dass die Empfänglichkeit für Krankheitserreger durch einzelne Blutgruppenmerkmale gefördert oder verhindert werden kann.

Die Verbindung zwischen Blutgruppen und Nahrungsmittelverträglichkeit hat der amerikanische Arzt James D'Adamo bereits in den 1970er-Jahren erkannt. Sein Sohn Peter D'Adamo untermauerte die von ihm empirisch entdeckten Zusammenhänge wissenschaftlich und beschrieb diese später in seinen Büchern über das »Blutgruppenkonzept«.

Nicht nur die 4 ausgewiesenen Blutgruppen A, B, AB und 0 sind in der Ernährungsmedizin im Hinblick auf den Stoffwechsel wichtig, sondern auch die beiden Mischblutgruppen A0 und B0.

Prof. Dr. Jürgen Schole und Dr. Wolfgang Lutz unterteilen in ihren Arbeiten den Stoffwechsel in Energiestoffwechsel (katabol) und Aufbaustoffwechsel (anabol). Tagsüber ist der Energiestoffwechsel dominant, weil wir körperlich aktiv sind und daher viel Energie benötigen. Der Aufbaustoffwechsel, der für Regeneration, Erholung und Stabilisierung des Immunsystems wichtig ist, hat nachts seine aktive Phase. Beide Stoffwechselanteile sollten in einem ausgewogenen Verhältnis zueinander stehen. Die Zuordnung der Blutgruppen geschieht gemäß den Stoffwechselprägungen, die in der Stoffwechselmedizin den Enzymen und deren Aktivität im Darm entsprechen. Aus diesem Grund gibt es in der Labormedizin für einzelne Enzyme blutgruppenspezifische Normwerte.

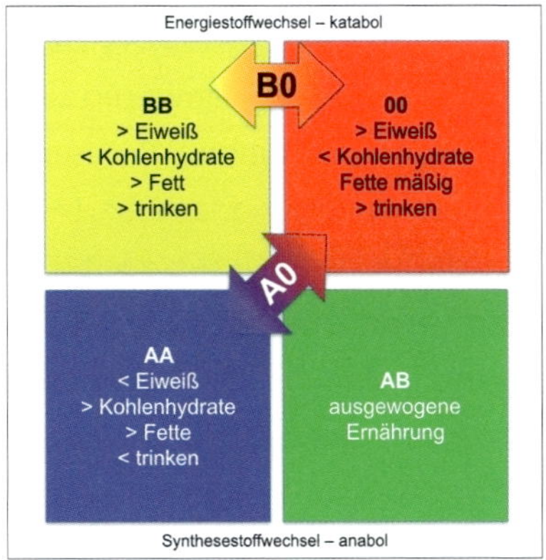


**Blutgruppe 00** (rein Null) hat eine **katabole** Stoffwechselprägung. Die Ernährung sollte reichlich Eiweiß (>), mäßig Fette und ballaststoffreiche Kohlenhydrate (>) enthalten. Schnell aufschließbare Kohlenhydrate in Form von Getreide sind für diese Blutgruppe nicht geeignet. Menschen dieser genetischen Prägung besitzen ausreichend Enzyme (alkalische Phosphatase im Dünndarm), um auch rotes Fleisch zu verarbeiten. Bei einer überwiegend vegetarischen Ernährungsweise ist darauf zu achten, dass ab und an Lebensmittel mit tierischem Eiweiß verzehrt werden. Eine dauerhaft vegane Ernährungsweise ist für den Stoffwechsel dieser Blutgruppe nicht geeignet, da es dabei leicht zu Mangelerscheinungen kommen kann.

**Blutgruppe BB** (rein B) hat ebenfalls eine **katabole** Stoffwechselprägung. Die Empfehlung lautet: reichlich Fette, viel Eiweiß (>) und wenig Kohlenhydrate (<). Ähnlich wie bei Blutgruppe 0 stehen ausreichend Enzyme für die Verarbeitung tierischer Eiweiße zur Verfügung, die im Speiseplan enthalten sein sollten. Eine rein vegane Ernährungsweise kann zu Mangelerscheinungen im Stoffwechsel führen.

**Blutgruppe AA** (rein A) hat eine **anabole** Stoffwechselprägung. Die Nahrung sollte sich aus möglichst wenig tierischem Eiweiß (<), reichlich guten und ballaststoffreichen Kohlenhydraten sowie gesunden Fetten und Ölen zusammensetzen (>). Aufgrund der geringen Menge an Verdauungsenzymen für tierische Eiweiße kann rotes Fleisch nicht gut verarbeitet werden. Verträglicher ist weißes Fleisch von Huhn, Pute oder Fisch. Träger dieses Genmerkmals haben einen Stoffwechsel, der optimal an eine vegetarische Kost angepasst ist.

**Blutgruppe AB** wird als eigenständige Blutgruppe gewertet, kann jedoch auch als Mischung von A und B gelten. Sie hat eine leicht **anabole** Stoffwechselprägung. Eine ausgewogene Ernährungsweise mit gleichen Anteilen von Eiweiß, Kohlenhydraten und Fetten ist förderlich. Prinzipiell ist vegetarische Kost für den Stoffwechsel der Blutgruppe AB geeignet.

**Blutgruppe B0** ist eine Mischung aus Blutgruppe B und 0. Der Stoffwechsel ist **katabol** geprägt. Die Ernährungsempfehlung entspricht im Wesentlichen der für Blutgruppe 0 – mit einer Ernährungsweise, die optimalerweise tierische Eiweiße beinhaltet.

**Blutgruppe A0** ist eine Mischung aus Blutgruppe A und 0. Wir finden dieses genetische Merkmal bei etwa 20% aller Träger der Blutgruppe A. Die Stoffwechselprägung ist leicht **anabol.** Im Gegensatz zur reinen Blutgruppe A ist die Versorgung mit tierischem Eiweiß für die Betroffenen grundsätzlich wichtig. Ausreichend gute Kohlenhydrate und gemäßigt gesunde Fette runden den Ernährungsplan ab.

## Stoffwechselverbrennungstypen

Dr. Georg Watson (Universität Südkalifornien) war in den 1970er-Jahren der Erste, der die Verbrennungsgeschwindigkeit von Kohlenhydraten zu unterschiedlichen Stoffwechseltypen in Beziehung setzte. Er unterschied dabei 3 Verbrennungstypen:

Dem **Schnellverbrenner** bekommt eine eiweiß- und fettreiche Kost gut. Kohlenhydrate dagegen verwertet er zu schnell, und es kommt zu einer starken und schnellen Insulinreaktion. Der Blutzuckerspiegel schwankt beim Schnellverbrenner stark. Infolge einer Gegenreaktion des Körpers, bei der Eiweiß in Glukose umgewandelt wird (Gluconeogenese), kommt es zum Anstieg des Harnsäurespiegels im Blut. Regelmäßiges und dem Stoffwechsel angepasstes Essen ist für diesen Stoffwechseltyp günstig.

Für den **Langsamverbrenner** ist besonders Pflanzenkost geeignet. Seine Schwäche liegt in der Verdauung und Verwertung von Eiweißen und Fetten. Nach einer fett- und fleischreichen Mahlzeit fühlt er sich zwar müde und träge, jedoch nicht satt. Der Langsamverbrenner neigt zu einem hohen Blutzuckerspiegel und chronischem Übergewicht. Körperliche Aktivitäten und der Verzicht auf Zwischenmahlzeiten sind für seinen Stoffwechsel förderlich.

Der **Mischverbrenner** ist genetisch auf eine ausgewogene Kost ausgerichtet. Eiweiße, Fette und Kohlenhydrate sind für ihn gleichermaßen ideale Nährstoffquellen. Körperlich fühlt er sich mit einer abwechslungsreichen Ernährung am besten.

Dr. Watson arbeitete die Stoffwechselverbrennungstypen durch umfangreiche Fragebögen heraus. Im Rahmen des Stoffwechselprogramms von »gesund + aktiv« wird der Typ durch die Kombination verschiedener Laborwerte und deren Verhältnis zueinander ermittelt.

## Epigenetische Stoffwechselprägung

Die genetische Stoffwechselprägung ist vergleichbar mit der Hardware eines Computers. Dieser benötigt Programme, die ihn steuern – das übernimmt im Körper die Epigenetik. Sie wird durch Ernährung, Lebensstil, Erkrankungen und Umwelteinflüsse bestimmt. Die daraus resultierenden Störungen werden im Rahmen einer umfangreichen Vital- und Stoffwechselanalyse, bestehend aus mindestens 42 und bis zu 70 einzelnen Laborwerten, analysiert. Auf diesem Weg werden auch die persönlichen Beschwerden der Patienten, die sich im Stoffwechsel abbilden, berücksichtigt.

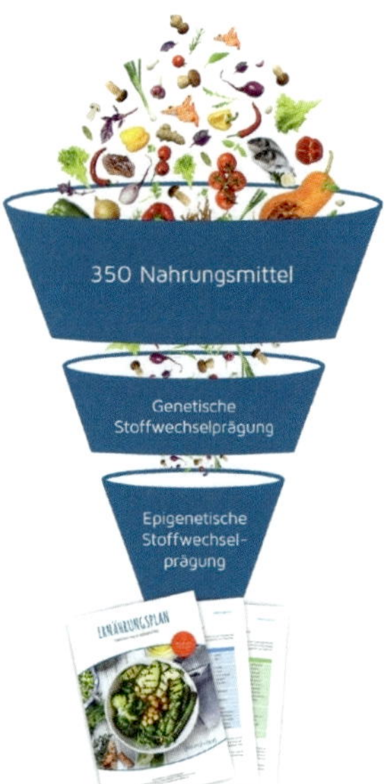


### Der personalisierte Ernährungsplan

Die Analyse der genetischen und epigenetischen Stoffwechselprägung führt durch ein umfangreiches Filterverfahren der Nahrungsmittel zum personalisierten Ernährungsplan. Der zur Verfügung stehende Warenkorb besteht aus 350 Lebensmitteln. Er beinhaltet Fleisch, Fisch, Hülsenfrüchte, Nüsse, Kerne, Milchprodukte, Milchersatzprodukte, Gemüse, Obst, Getreide und Fette. Nicht enthalten sind Nahrungsmittel, die zu keiner genetischen Stoffwechselprägung passen, wie Schweinefleisch und Weizen.

## Die Lebenskraft in unseren Nahrungsmitteln

Studien über Nahrungsmittel beziehen sich meist ausschließlich auf deren Inhalts- und Nährstoffe. Dieser rein stofflichen Betrachtung fehlt die Qualitätsbeurteilung nach der »Lebendigkeit« unseres Essens. Die Vitalität, die uns ein Nahrungsmittel schenken kann, lässt sich anhand der enthaltenen Elektronen messen, die als negativ geladene Teilchen wie Antioxidantien wirken und den Körper schützen.

Der Mensch existiert nicht nur rein stofflich, sondern ebenso als ein elektrisch funktionierender Organismus: Nerven und Muskeln verständigen sich über elektrische und chemische Signale, die beispielsweise den Herzschlag steuern. Auch in Lebensmitteln lassen sich Elektronenströme messen.

Wie wichtig die Elektronen für die Beurteilung der Qualität von Lebensmitteln sind, beschreibt der Agrarwissenschaftler Dr. Manfred Hoffmann in seinem Aufsatz »Ernährung aus elektrochemischer Sicht«. Seiner Meinung nach ist das Elektronenangebot eines Lebensmittels für den Organismus untrennbar mit der Geschichte eines Lebensmittels gekoppelt. Die richtige Sortenwahl, eine niedrige Anbauintensität und mikrobiologisch aktive Böden spielen bei der Qualität und der Elektronenanzahl eine wichtige Rolle.

Im Rahmen eines Forschungsprogramms zum ökologischen Landbau wurden insgesamt 15 000 elektrochemische Einzelmessungen an Lebensmitteln vorgenommen. Das Ergebnis: Je stressarmer eine Pflanze ist, das heißt, je natürlicher und artgerechter sie erzeugt und je naturbelassener sie zubereitet wurde, desto größer ist ihr Elektronenangebot für den menschlichen Organismus. Dasselbe gilt für tierische Lebensmittel.

Vollreife, saisonale Lebensmittel enthalten grundsätzlich mehr Elektronen als unreifes Obst und Gemüse. Die größten Elektronenräuber sind Küchenmaschinen, allen voran Smoothie-Mixer. Diese leistungsstarken Geräte entreißen dem Obst und Gemüse die Elektronen. Vitamine und Mineralien sind zwar noch im Smoothie vorhanden, aber ihnen fehlen die Informationen, die von den Elektronen transportiert werden. Einfrieren ist die beste Konservierungsart, da dabei die bioaktiven Pflanzenstoffe erhalten bleiben.

## Ernährungsweise – die Macht der Pausen

Wir essen heutzutage zu viel, zu schnell und zu oft. Über Jahrtausende haben sich die Menschen mit den Nahrungsmitteln aus ihrer nächsten Umgebung versorgt und mit dem, was die Jahreszeit anbot. Es gab Zeiten, in denen viel Nahrung zur Verfügung stand, und es gab Zeiten des Hungers. Um zu überleben, war es wichtig, dass sich der Stoffwechsel auf diese extremen Situationen einstellte. Das hat er im Laufe der Evolution gelernt und kann es bis heute.

In der modernen Ernährungsweise bleibt nicht nur die »Hungersnot« aus, auch die Pausen zwischen den Mahlzeiten fehlen größtenteils. Sie sind aber wichtig, denn durch sie kann der Stoffwechsel alle eingelagerten Energiereserven und Aufbaustoffe verarbeiten. Der Zugriff auf die Reserven ist nur möglich, wenn der Insulinspiegel gering ist. Dieser Zustand tritt etwa 2 Stunden nach einer Mahlzeit ein. Wird dann zu schnell wieder etwas gegessen, bleibt der Stoffwechsel kontinuierlich im Speichermodus, was zu Fetteinlagerungen und Gewichtszunahme führt. Auch den Körperzellen fehlt dadurch der Impuls, ihre nicht vollständig abgebauten Stoffwechselzwischenprodukte zu recyceln. Die Folge ist »Restmüll« in der Körperzelle.

**3 Mahlzeiten pro Tag** entsprechen unserer natürlichen Ernährungsweise. Der Stoffwechsel hat zwischen Frühstück, Mittag- und Abendessen ausreichend Zeit, sich zu regenerieren und Fette abzubauen. Wer große Portionen benötigt, sollte auf jeden Fall auf 3 Mahlzeiten setzen.

**5 Mahlzeiten am Tag** ist für Menschen richtig, die sich viel bewegen und nur kleine Mahlzeiten zu sich nehmen oder deren Stoffwechsel immer wieder angeregt werden muss. Um einen dauerhaft hohen Insulinspiegel zu vermeiden, ist eine ballaststoffreiche Ernährung bei 5 Mahlzeiten am Tag empfehlenswert.

**Intervallfasten** ist eine spezielle Form des Fastens, bei der sich die Essensphasen mit Fastenphasen zyklisch abwechseln. Es ermöglicht die Autophagie, eine Selbstreinigung der Körperzellen, und vermeidet niedriggradige Entzündungen, die in Verbindung mit der Nahrungsaufnahme stehen.
Das Intervallfasten ist in der Handhabung zeitsparend, leicht umzusetzen und in seiner Auswirkung auf die Gesundheit einzigartig. Viele meiner Patienten berichteten schon nach kurzer Zeit von einer deutlichen Besserung der Beschwerden, mehr Vitalität und erholsamerem Schlaf.

Es gibt verschiedene Methoden des Intervallfastens. Bewährt haben sich die 16:8- sowie die 5:2- Methode. Beim **16:8-Intervallfasten** wird jeden Tag 16 Stunden lang gefastet und während der verbleibenden 8 Stunden normal gegessen. Beim **5:2-Intervallfasten** hingegen wird an 5 Tagen der Woche gegessen und 2 Tage lang mit nur geringer Kalorienaufnahme »gefastet«. Die beiden Fastentage müssen nicht aufeinanderfolgend sein, sondern können frei gewählt werden.

**Hinweis:** Wenn Sie unter Migräne leiden, sollten Sie Intervallfasten meiden, da es aufgrund der Hypoglykämie im Gehirn zur Auslösung eines Migräneschubs kommen kann.

## Erkenntnis

Betrachten wir die Nahrungsmittel aus Sicht des Stoffwechsels, dann stellt sich nicht die Frage, ob eine Banane gesund ist, sondern lediglich, ob der Stoffwechsel die Banane verarbeiten kann und das Immunsystem ihre giftigen Inhaltsstoffe kennt.

### Experiment: Die Kraft einer modifizierten Speisekammer

In einer Welt, in der unsere Ernährungsgewohnheiten zunehmend von verarbeiteten Lebensmitteln dominiert werden, lädt dieses Experiment dazu ein, die eigene Speisekammer neu zu entdecken und zu modifizieren. Wenn Sie unter gesundheitlichen Beschwerden leiden, die von Verdauungsproblemen über chronische Müdigkeit bis hin zu Entzündungsreaktionen reichen, oder mit Übergewicht kämpfen – Zustände, die oft als unveränderlich hingenommen werden – liegt die Lösung oft näher als Sie denken. Ich möchte Sie zu einem möglicherweise lebensverändernden Experiment einladen.

**Verzichten Sie für einen Mondzyklus, also 28 Tage, vollständig auf Brot, Nudeln, Kartoffeln und Kuhmilch.**

Diese Lebensmittel sind allgegenwärtig in unserer täglichen Ernährung und oft die Basis unserer Mahlzeiten. Doch sie können auch Quellen von Unverträglichkeiten und Entzündungen sein, die unserem Körper mehr schaden als nutzen.

Dieses Experiment ist mehr als eine kurzfristige Diät oder ein flüchtiger Trend. Es ist eine Einladung, den eigenen Körper neu kennenzulernen und zu beobachten, wie er auf eine tiefgreifende Veränderung der Ernährung reagiert. Es geht darum, zu erleben, welches Potenzial in einer bewusst zusammengestellten Speisekammer steckt – einer, die reich an frischem Gemüse (guten Kohlenhydraten), hochwertigen Proteinen und gesunden Fetten ist.

Vielleicht fragen Sie sich, was passieren wird. Während die Erfahrungen individuell sind, berichten viele von signifikanten Verbesserungen ihrer Gesundheit. Dazu gehören ein besserer Schlaf, eine höhere Energie, Gewichtsoptimierung, eine reduzierte Entzündungsaktivität und eine allgemeine Steigerung des Wohlbefindens.

Natürlich ist dieses Experiment kein Allheilmittel und sollte nicht als Ersatz für medizinische Beratung oder Behandlung angesehen werden. Es ist jedoch ein kraftvolles Werkzeug, selbst zu erleben, wie stark die Ernährung Ihre Gesundheit beeinflussen kann. Es lädt Sie dazu ein, aktiver die Verantwortung für Ihr eigenes Wohlbefinden zu übernehmen, und könnte der erste Schritt auf einer Reise zu einem gesünderen, erfüllteren Leben sein.

Verändern Sie Ihre Speisekammer – und damit Ihr Leben, und entdecken Sie, was passiert, wenn Sie sich von traditionellen Ernährungsmustern lösen und auf eine Ernährungsweise einlassen, die Ihrem Körper die Möglichkeit gibt, sich selbst zu heilen. Die Ergebnisse könnten Sie überraschen und dazu inspirieren, dauerhafte Veränderungen vorzunehmen, die Ihre Gesundheit und Ihr Lebensgefühl nachhaltig optimieren.

# Zum Schluss

Sehr geehrte Leser,

nachdem Sie nun das letzte Kapitel dieses Buches aufgeschlagen haben, möchte ich die Gelegenheit nutzen, Ihnen meinen aufrichtigen Dank für Ihr Interesse und Ihre Zeit auszusprechen. Mein Ziel war es, Ihnen eine umfassende und zugleich verständliche Einführung in die Interpretation von 88 wichtigen Laborwerten (Überblick auf S. 240) zu bieten. In jedem Kapitel wurde nicht nur die medizinische Bedeutung dieser Werte beleuchtet, sondern auch deren tiefere, analoge Entsprechung.

Die Gesundheit, ein dynamisches Gut, das ständigem Wandel unterliegt, erfordert von uns eine stetige Anpassungsfähigkeit, die Prof. Dr. Jürgen Schole sehr treffend beschrieben hat. Ich hoffe, dass Ihnen dieses Buch nicht nur Wissen, sondern auch das Vertrauen gibt, diese Anpassungen selbstständig und bewusst vorzunehmen.

Um Ihre Gesundheit aktiv in die Hand zu nehmen, ist eine Ernährung, die zu Ihrer individuellen Stoffwechselprägung passt, ebenso entscheidend wie die bewusste Einplanung von Pausen, um Körper und Geist Erholung zu gönnen. In dieser Hinsicht kann die sorgfältige Betrachtung Ihrer Laborwerte ein Schlüsselwerkzeug sein.

Für diejenigen unter Ihnen, die noch tiefer in das Thema eintauchen möchten, steht das Nachschlagewerk »Blutwerte ganzheitlich interpretieren« (ebenso im Schirner Verlag erschienen) bereit. Es wurde speziell für Fachpersonen im therapeutischen Bereich entwickelt und bietet weiter vertiefende Einblicke in die im Körper ablaufenden Prozesse.

Ich wünsche Ihnen nicht nur gute Gesundheit, sondern auch die Flexibilität und die Weisheit, die nötig sind, um sich den Herausforderungen des Lebens zu stellen. Möge dieses Buch ein treuer Begleiter auf Ihrem Weg zu einem gesünderen und zufriedeneren Leben sein.

Mit den besten Gesundheitswünschen für Ihre Zukunft
**Lothar Ursinus**

P.S. Ihr Feedback und Ihre Geschichten sind für mich von unschätzbarem Wert. Bitte zögern Sie nicht, Ihre Gedanken und Erkenntnisse mit mir zu teilen. Zusammen können wir viel bewirken. Meine E-Mail-Adresse: Lothar@Ursinus.de

# Literatur und Quellennachweis

Dr. Peter J. D. D'Adamo: 4 Blutgruppen. Piper
Klaus Arndt/Thorsten Albers: Handbuch Protein und Aminosäuren. novagenics
Volker Fintelmann: Intuitive Medizin. Hippokrates
Steven R. Gundry: Böses Gemüse. Beltz
Brigitte Hamann: Aminosäuren. Kopp
Roger und Hildegard Kalbermatten: Pflanzliche Urtinkturen. AT
Bodo Köhler: Das Lehrbuch für die vereinte lebenskonforme Medizin. BoD
Prof. Dr. med. Walter Köster: Spiegelungen zwischen Körper und Seele. Haug
Olaf Koob: Wenn die Organe sprechen könnten. Mayer
Wolfgang Lutz: Leben ohne Brot. Infomed
Jürgen Schole/Wolfang Lutz: Regulationskrankheiten. videel
Lothar Ursinus: Der Weg zu einem gesunden Stoffwechsel. Schirner
Lothar Ursinus: Der Darm – die Wurzel der Gesundheit. Schirner
Otto Wolff: Grundlagen einer geisteswissenschaftlich erweiterten Biochemie. Freies Geistesleben

www.labor-und-diagnose.de
www.ganzimmun.de
www.lgm-hh.de
www.workshopernaehrung.de

# Weitere Informationen

Wenn Sie Heilpraktiker oder Arzt sind und die Laborinterpretation nach »Labor ganzheitlich« selbst in der Praxis anwenden möchten, finden Sie auf der Seite **www.labor-ganzheitlich.de** Hinweise zur Ausbildung.

Sollten Sie Interesse an einer erweiterten Sichtweise Ihrer Laborergebnisse haben, erhalten Sie dort auch Empfehlungen zu von mir ausgebildeten Heilpraktikern und Ärzten in Ihrer Nähe. Sie erstellen umfangreiche Laboranalysen mit Aussagen zum (Zell-) Stoffwechsel, Hormonsystem, zur Entgiftungskapazität, zu den Organaktivitäten, zum Mineral-, Vitamine-, Fettsäure und Aminosäurestatus, dem Gefäßsystem und zu vielem mehr. Diese Laboranalysen werden Ihnen umfangreich nach klinischen, naturheilkundlichen und ganzheitlichen Gesichtspunkten erläutert. Therapeuten, die gleichzeitig das individuelle Stoffwechselprogramm von »gesund + aktiv« in ihrer Praxis anbieten, sind entsprechend gekennzeichnet.

Möchten Sie Ihre Ernährung optimal auf Ihre genetische und epigenetische Stoffwechselprägung ausrichten? Mehr dazu erfahren Sie auf der Seite: **www.gesund-aktiv.com.**

Informationen zu den erwähnten Arzneimitteln oder Mikronährstoffkombinationen erhalten Sie auf folgenden Internetseiten:
Mikronährstoffkombinationen: **www.newlife-nutrition.com**
Anthroposophische Arzneimittel: **www.walaarzneimittel.de** und **www.weleda.de**
Pflanzliche Urtinkturen: **www.ceresheilmittel.de**

Mehr Informationen zur »Laborgemeinschaft für ganzheitliche Medizin« finden Sie unter **www.lgm-hh.de.**

## Danksagung

Zum Abschluss dieses Buches möchte ich auch all denen danken, die an der Entstehung dieses Werkes beteiligt waren. Ein besonderer Dank gilt dem Verlag, der es mir ermöglicht hat, meine Erkenntnisse und Erfahrungen in dieser Form zu teilen. Die Unterstützung und das Engagement des gesamten Teams waren herausragend und haben maßgeblich zum Gelingen dieses Projektes beigetragen.

Ein ganz besonderer Dank gebührt Ina Keller, meiner Lektorin. Ihre fachliche Kompetenz, ihr unermüdlicher Einsatz und ihre Hingabe für dieses Buch waren unverzichtbar. Sie hat mit ihrem feinen Gespür für Details und ihren Kenntnissen wesentlich dazu beigetragen, dass das Buch in dieser Qualität vor Ihnen liegt. Ihre Unterstützung war während des gesamten Prozesses eine unschätzbare Hilfe.

Ich bin stolz und dankbar, mit einem so engagierten Team gearbeitet zu haben, und freue mich auf zukünftige Projekte, die wir gemeinsam realisieren können.

## Bildnachweis

Bilder von der Bilddatenbank www.shutterstock.com:
S. 6: #1805953648 (©charactervectorart), S. 13: #1667167054 (©Julia Lazebnaya),
S. 40: #1847693155 (©BRO.vector), S. 53: #1955731642 (©VectorMine),
S. 62: #2083909186 (©Buravleva stock), S. 68: #1817240699 (©BRO.vector),
S. 77: #1878940495 (©VectorMine), S. 86: #2076134416 (©Buravleva stock),
S. 96: #1454256617 (©VectorMine), S. 129: #2170158431 (©Sylfida),
S. 162: #1027919113 (©Siberian Art), S. 183: #1662442687 (©Magura),
S. 195: #1398762392 (©VectorMine), S. 221: #2038069028 (©Buravleva stock)

Alle weiteren Abbildungen von Lothar Ursinus und »gesund + aktiv«.

# Über den Autor

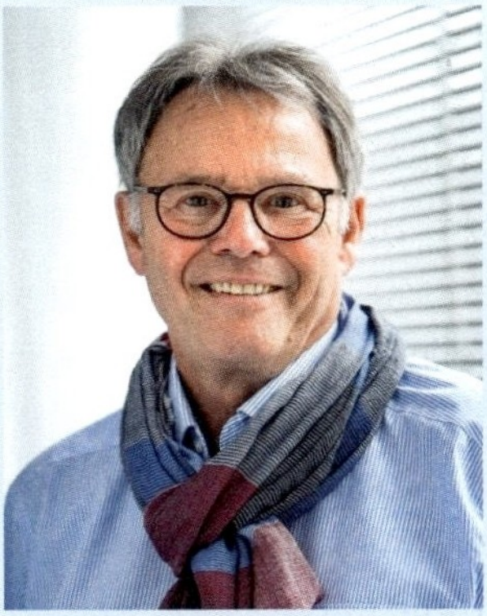

**Lothar Ursinus,** geboren 1950 in Emden, gehört zu den führenden Heilpraktiker-Experten in Deutschland. Seine langjährige Erfahrung mit Vital- und Stoffwechselanalysen über das Labor ist der Grundstein für das von ihm entwickelte Stoffwechselprogramm »gesund + aktiv« und die Methode der ganzheitlichen Laborinterpretation. Er ist Geschäftsführer der »Laborgemeinschaft für ganzheitliche Medizin«, Mitinhaber eines Labors in Hamburg und Autor zahlreicher Ratgeber und Fachartikel.

In 40 Jahren eigener Praxis verhalf er vielen Patienten zu einer besseren Gesundheit. Seine Sichtweise vom Krankheitsgeschehen und dessen Behandlung besteht darin, Körper, Seele und Geist als eine Einheit zu betrachten. Diagnostisch liegt sein Schwerpunkt in der Analyse der Zusammenhänge und Wechselwirkungen im Regulationssystem des Körpers, zu dem auch der Stoffwechsel und die Hormone zählen. Heute gibt er seinen großen Wissensschatz in Form von Vorträgen, Seminaren, Büchern und Fachartikeln an Ärzte, Heilpraktiker und Gesundheitsinteressierte weiter.

**www.ursinus.de**

**Das Nachschlagewerk mit noch mehr Informationen!**

440 Seiten

ISBN 978-3-8434-1555-2

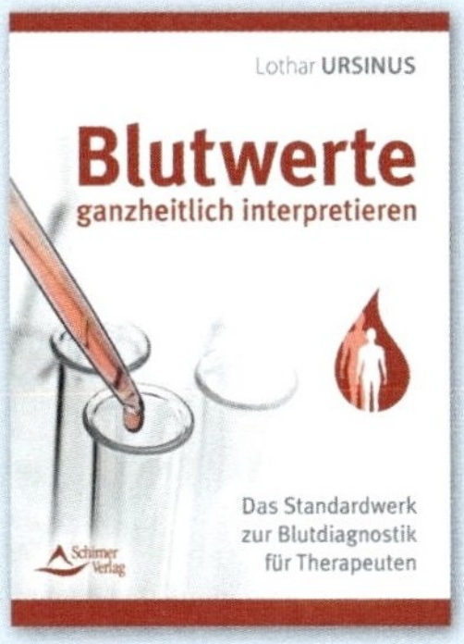

# Laborwerte